DE LA CURABILITÉ

DES

LUXATIONS FÉMORALES CONGÉNITALES.

Lyon, imprimerie d'Aimé Vingtrinier, quai Saint-Antoine 56.

DE LA CURABILITÉ

DES LUXATIONS

FÉMORALES CONGÉNITALES.

FAITS ET DOCUMENTS TENDANT A ÉTABLIR LA RÉALITÉ
DES CURES OPÉRÉES PAR LE DOCTEUR PRAVAZ.

Mémoire présenté à la Société de médecine de Paris,

PAR

L. A. GILLEBERT-D'HERCOURT

Docteur en médecine, membre correspondant de la Société de médecine de Paris,
de celles de Lyon, de Dijon, de Nancy et de Tours; de la Société de
médecine et de chirurgie pratiques de Montpellier, de la Société
impériale de médecine de Marseille, de celle des sciences
médicales de la Moselle; de la Société d'émulation
des Vosges, etc.

MÉDECIN DE L'ÉTABLISSEMENT ORTHOPÉDIQUE ET PNEUMATIQUE DE LYON
(MAISON PRAVAZ).

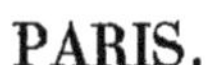

PARIS.

CHEZ J.-B. BAILLIÈRE, LIBRAIRE,

19, RUE HAUTEFEUILLE.

LYON.

CHEZ Mel SAVY, LIBRAIRE,

11, PLACE BELLECOUR.

—

1854.

AVANT-PROPOS.

Les lecteurs habituels de la *Revue Médicale* connaissent déjà, d'une façon pertinente , les faits qui ont donné lieu à ce Mémoire ; mais le même degré d'information n'ayant pas eu lieu pour tous ceux qui seront appelés à lire ce travail, j'ai cru devoir le faire précéder d'une courte introduction, qui résumera ce qui s'est passé à la Société de Médecine de Paris, et qui lui servira d'explication préalable.

Dans une des séances du mois de juin 1853 , M. le docteur Boys de Loury présenta à la Société de Médecine de Paris une petite fille affectée d'une double luxation des fémurs , et sur laquelle il appela l'attention de ses collègues, les priant de déterminer avec lui les caractères qui distinguent les luxations congénitales des luxations spontanées , et de décider s'il y avait lieu d'appliquer au cas particulier un traitement spécial.

L'appel fait par M. Boys de Loury s'adressait spécialement à M. le docteur Bouvier. Après avoir reconnu l'existence d'une double luxation fémorale congénitale , et après avoir fait un résumé exact et précis des connaissances acquises sur ce genre de lésion , cet honorable médecin , répondant à la deuxième question posée par son confrère , celle relative au traitement , déclara *qu'il était d'avis de ne rien faire pour remédier à la luxation des deux fémurs* , et conseilla de se borner à prévenir l'aggravation de l'affection ainsi que les complications qui pourraient s'y ajouter.

M. Bouvier appuyait cet avis désespérant par les assertions qui suivent : « Il n'existe pas un seul exemple authentique de réduction d'une luxation fémorale congénitale , et il y a tout lieu de croire que les faits publiés comme tels sont le produit d'une illusion , dont leurs auteurs ont été le jouet. J'ai , pour ma part , cherché plusieurs fois à constater la réalité de ces réductions , et j'ai constamment reconnu la persistance de la luxation , qui n'avait été aucunement modifiée. » (*Revue Médicale* du 30 septembre 1853).

Eu égard à son origine , ce langage ne me causait aucune surprise ; néanmoins , par considération pour la mémoire du Confrère que nous regrettons , et qui a si intimément lié son nom à la curabilité des luxations fémorales congénitales, je crus devoir prendre le soin de répondre à ces assertions. J'adressai donc à la Société de Médecine de Paris , dont j'ai l'honneur de faire partie , une réclamation dans laquelle je rappelais que les nombreux succès de Pravaz avaient été constatés par les médecins les plus éminents , et je terminais en priant la Société de vouloir bien instituer une commission chargée d'examiner quelques sujets traités par Pravaz , dans les derniers temps de sa vie , et dont le traitement suivait encore son cours, sous ma direction , au moment où j'écrivais. Il paraît que cette proposition n'était pas de nature à être acceptée par la Société ; néanmoins, je fus invité à recueillir, sur le sujet en question , tous les renseignements que je pourrais me procurer et à les adresser à la Société. Je m'empressai de me conformer à l'invitation qui m'était faite; mais, dans l'intervalle qu'exigeait la réunion des documents qui m'étaient nécessaires, la réponse de M. Bouvier à ma réclamation fut publiée avec celle-ci dans la *Revue Médicale* du 30 novembre 1853.

J'ai vu avec peine que , dans cette circonstance , mon honorable confrère avait avancé de nouvelles allégations blessantes tout à la fois pour la mémoire de Pravaz et pour les médecins distingués qui avaient suivi et constaté le succès de ses cures. A l'en croire , et pour ne citer ici que ce seul passage , ces derniers auraient été les dupes d'*une logique habile* sachant produire à propos *une explication pour chaque symptôme de la luxation persistante* , et faisant, *en un mot , que tout ce qui était signe de luxation avant le traitement , cesse de l'être une fois qu'il a été appliqué.*

Je n'ai pas besoin de rappeler dans quelle classe de coupables industriels un pareil langage, s'il était fondé , rangerait l'honorable Pravaz et ceux qui tenteront de l'imiter. Mais on comprendra qu'il en résultait pour moi une nouvelle obligation , celle de répondre à ces pitoyables attaques. J'ai donc réuni , dans un même travail , la réponse à ces dernières et les documents que je me proposais d'adresser à la Société de Médecine de Paris , espérant ainsi grouper, dans un même faisceau , tous les faits tendant à établir , d'une façon quelconque , la réalité des cures opérées par le regrettable Pravaz.

Dans toutes les parties de ce travail qui s'adressent à M. Bouvier, je me suis appliqué à ne pas oublier les égards qui sont dus à une position scientifique honorablement acquise. Si quelquefois il m'est arrivé d'aller plus loin que je ne l'aurais voulu , je ne l'ai fait qu'à regret et forcé par la nature même des arguments que j'avais à combattre.

Si je me suis décidé à publier ce Mémoire dès à présent et sans attendre la terminaison de la partie qui en est le complément nécessaire , c'est afin de ne pas laisser plus longtemps mes confrères sous l'impression des allégations de M. Bouvier , et parce que j'ai été prévenu que le Recueil de la Société de Médecine de Paris ne le publierait pas dans son entier.

J'ai cru également bien faire en publiant à la suite de mon Mémoire le rapport fait à son sujet à la Société impériale de médecine de Marseille, par M. le docteur Sirus-Pirondi. L'autorité de son auteur, le témoignage du professeur Lallemand et le vote unanime de la Société donnent une grande valeur à ce document, qui devient ainsi, pour mon travail, un complément aussi précieux qu'honorable.

Au moment où l'on travaillait à l'impression de ce Mémoire, la *Revue médicale* publiait, dans son numéro du 31 mai 1854 , le compte-rendu de la séance durant laquelle l'honorable docteur Camus a fait à la Société de médecine de Paris un rapport verbal sur ma communication, dont il a demandé l'impression dans le *Recueil* de la Société. En lisant ce compte-rendu, on reconnaît aisément le nombre et la nature des oppositions que le rapporteur a rencontrées; et au langage tenu par M. le docteur Durand-Fardel : « *Si M. Gillebert d'Hercourt a intérêt à dire , il a aussi qualité pour dire,* » on comprend à quelles objections il répondait. Je remercie mon excellent ami de la bonne opinion qu'il s'est plu à exprimer sur moi ; je remercie également M. le docteur Duparcque d'avoir cité avec empressement les deux cas observés par lui à Lyon dans l'établissement de Pravaz, et d'avoir ainsi ajouté une honorable attestation de plus à celles que j'avais déjà recueillies.

Mais je n'ai pu me défendre d'une grande surprise en apprenant que, pour M. de Pietra-Santa, la question n'a pas avancé ; que, suivant lui, « on a toujours en présence une affirmation de M. Gillebert d'Hercourt (la curabilité des luxations congénitales) ; une négation de M. Bouvier (l'impossibilité d'obtenir la guérison); une difficulté bien reconnue par les membres de la Société (la constatation de la valeur des assertions opposées). »

En opposant ainsi ma seule affirmation à celle de M. Bouvier, M. de Pietra-Santa m'a fait un honneur dont je ne me crois pas digne, et dont je le remercie néanmoins, mais il a mal servi la vérité. Je ne suis pas l'unique défenseur de la méthode Pravaz; avant le mien, elle avait recueilli les témoignages des médecins ou des chirurgiens les plus éminents, de ces hommes dont on ne peut récuser ni l'habileté, ni l'expérience sans arriver, ainsi que je l'ai déjà dit dans ma première réclamation, à la négation de la science. C'étaient donc leurs affirmations, plutôt que la mienne, qu'il convenait d'opposer à celle de M. Bouvier, c'est-à-dire plus de vingt contre une.

Si les faits que j'ai produits ne méritaient aucune considération, ni par le nombre ni par l'authenticité, je comprendrais qu'on s'abstînt de porter un jugement dans la question, et qu'on se résignât à rester en présence d'une difficulté. Mais quand ces faits réunissent à l'avantage du nombre celui d'avoir été constatés par des hommes aussi habiles que dignes de foi, on me permettra de dire que l'abstention n'est ni possible ni rationnelle. La *brutalité du fait*, devant laquelle il est d'usage de s'incliner, aurait-elle tout exprès contre nous perdu son autorité? ne serait-elle plus qu'un vain mot?

M. Bouvier, dit-on, va faire suivre la publication de l'*Extrait* de mon Mémoire, *des réflexions que lui inspireront les études spéciales qu'il a entreprises sur la question*. Mais, sur quoi porteront ces réflexions ? Sera-ce sur les explications théoriques ? A cet égard toute liberté et tout droit lui sont naturellement acquis; et s'il combat ma manière de voir, il m'incombera, ou le regret d'être en opposition avec un confrère aussi distingué, ou le plaisir d'accepter son avis, s'il parvient à me convaincre. Mais, si c'est aux faits que ses réflexions s'attaquent, elles n'auront de valeur à mes yeux qu'autant que mon honorable confrère sera parvenu à prouver que tous ceux que j'ai apportés dans cette discussion sont ou faux ou erronés. Or, pour cela, je suis parfaitement tranquille. En effet, comme le lecteur pourra le voir dans le rapport de M. Pirondi, le vénérable professeur Lallemand a fait taire pour un instant ses longues souffrances, afin de rendre témoignage en faveur d'un ami, et de servir ainsi tout à la fois les intérêts de la science et ceux de la vérité. N'en déplaise à M. Bouvier, je me félicite d'avoir suscité, au profit de la mémoire de Pravaz, le secours d'une parole aussi imposante, et je me permettrai d'opposer cette haute autorité, parlant *de visu et tactu*, à celle de mon honorable adversaire qui n'a pas eu, tant s'en faut, les mêmes occasions de voir et de toucher.

Au reste, la dernière discussion m'a prouvé que la méthode de Pravaz est encore à peu près inconnue, et cette observation me déterminera à effectuer au plus tôt le projet que j'avais formé d'en publier un exposé pratique et raisonné.

DE LA CURABILITÉ

DES LUXATIONS

FÉMORALES CONGÉNITALES.

Dans ma réclamation à propos des assertions de M. Bouvier, j'annonçais à la Société de Médecine de Paris que j'étais en mesure de produire 24 observations de réduction de luxation fémorale congénitale, tirées de la pratique de Pravaz, et je me plaisais à croire qu'avec un nombre de faits aussi respectable il me serait facile de faire prévaloir mon sentiment auprès de la Société. Néanmoins, en considérant que notre honorable confrère, avec la même assurance qu'autrefois, avait affirmé l'irréductibilité des luxations congénitales du fémur et condamné formellement toute tentative de réduction appliquée à ce genre d'infirmité, j'étais conduit à penser que depuis sa discussion avec Pravaz, M. Bouvier avait recueilli des faits contradictoires, en nombre égal ou peut-être supérieur aux miens, et que, dans sa réponse, il les mettrait au jour. Aussi, sans perdre confiance dans la bonté de la cause que je soutiens, je n'étais pas sans inquiétude, je l'avoue, sur le résultat de cette discussion. Ne pouvant me faire illusion en aucune manière sur le savoir et sur l'autorité scientifique de mon honorable adversaire, et me rappelant les hautes capacités de ceux avec lesquels il avait déjà discuté la même question, je prévoyais presqu'un échec dont j'accusais d'avance mon inhabileté.

Aujourd'hui je n'éprouve plus les mêmes craintes ; car j'ai maintenant la certitude de n'avoir à lutter que contre de simples assertions, tandis que je suis en mesure d'opposer à celles-ci des faits nombreux, remarquables et entourés des meilleures garanties.

Chacun des faits que je dois produire appartenant à la pratique de Pravaz, il ne sera pas sans utilité de donner un court résumé de celle-ci.

Notre regrettable et habile confrère a donné ses soins à 27 sujets affectés de luxations fémorales congénitales ou anciennes, savoir : 19 dont les observations sont rapportées dans le *Traité théorique et pratique des luxations congénitales du fémur,* et 8 qui ont été traités depuis la publication de ce livre. Parmi ces 27 sujets dont l'âge a varié entre 2 ans 1/2 et 19 ans, il y avait 21 filles et 6 garçons présentant ensemble 19 luxations simples (9 à droite et 10 à gauche), et 8 luxations doubles ; mais, deux d'entre eux ayant abandonné le traitement avant qu'aucune tentative de réduction ait eu lieu (voir les observat. 5e et 10e du *Traité,* etc.), le chiffre effectif des cures se trouve ainsi réduit à 25 et l'âge, le plus élevé des sujets traités, à 15 ans ; par le même fait, le nombre des luxations simples ne s'élève plus qu'à 18, et celui des doubles à 7. Si maintenant on veut bien considérer que ces dernières ont nécessité une double opération, on reconnaîtra avec moi que le nombre total des réductions opérées par Pravaz doit être porté en définitive à 32. Eh bien ! sur ces 32 opérations, Pravaz a compté 31 succès ; trente et une fois il est parvenu à ramener la tête du fémur dans l'*acetabulum* rudimentaire, et à l'y fixer. Un seul sujet lui a résisté, c'est celui dont l'histoire est rapportée dans la 13e observation de son livre. En se reportant à cet ouvrage, on verra que, chez la jeune fille qui a fourni cette observation, la réduction se fît très-facilement, mais qu'il ne fût pas possible de fixer la tête du fémur dans le cotyle, d'où elle s'échappait aussitôt qu'on cessait l'usage des moyens de contention. L'habileté et la persévérance de Pravaz échouèrent, il est vrai, dans cette circonstance ; mais l'honorable franchise avec laquelle il raconte cet échec constituera certainement, pour les esprits impartiaux, la meilleure réponse qui puisse être faite aux insinuations involontairement produites, je le suppose, par son honorable adversaire.

En réponse à celles-ci, chercherai-je à atténuer les conséquences de ce fait ? Je le pourrais assurément, sans cesser d'être aussi rigoureux que Pravaz lui-même s'est appliqué à l'être vis-à-vis de sa propre méthode ; je le pourrais, en rappelant que l'infirmité de cette jeune fille n'appartenait pas à l'espèce des luxations congénitales ; qu'elle était très-probablement la conséquence d'un abcès profond de la cuisse, qui avait déterminé une suppuration abondante et prolongée (trois mois). Mais non, j'abandonne volontiers cette occasion de rejeter sur des causes exceptionnelles la responsabilité de ce fait, et je consens à en charger entièrement la méthode Pravaz. J'écarterai donc ce cas que je considérerai comme un insuccès ; en outre, désirant éviter toute contestation, et ayant d'ailleurs les moyens de me montrer facile, je n'en resterai pas là, je ferai encore d'autres éliminations. Par exemple, j'ai constaté que chez l'un des sujets, traités par Pravaz, la tête du fémur s'est légèrement déplacée, bien que la réalité de la réduction eût été constatée à la fin du traitement par MM. Richard de Nancy, de Polinière et Nichet, et par M. V. Gerdy qui a eu longtemps le jeune malade sous sa direction, aux eaux d'Uriage. Je ne pense pas que Pravaz, qui n'avait pas revu cet enfant depuis très-longtemps ait eu connaissance de cet accident que je crois avoir reconnu le premier; quant aux parents, rassurés depuis longtemps par les conditions de force et d'agilité acquises par leur fils, ils n'avaient soupçonné aucun changement dans son état. Le siége de l'articulation nouvelle m'a paru occuper la partie supérieure et postérieure du sourcil cotyloïdien, ou, pour mieux dire, le siége de cette partie dans l'état normal. J'attribue cette modification fâcheuse, apportée au résultat primitivement obtenu par Pravaz, à l'influence d'un appareil que les parents ont fait porter à leur fils, après sa sortie de l'établissement, dans le but de corriger une déformation originelle du genou et du pied. Malheureusement aucun médecin ne fut chargé de surveiller l'action de cet appareil, qui réussit au-delà des espérances de la famille ; le genou et le pied sont redressés, il est vrai, mais la tête du fémur n'est plus au lieu où Pravaz l'avait placée et où ses confrères en avaient constaté la présence. Je dirai en passant que je considère l'existence de cette articulation de nouvelle formation et la solidité dont elle jouit comme les preuves de la nature de l'influence sous laquelle elle s'est produite, à savoir : d'une action lente et continue, comme par exemple celle de l'appareil; j'y vois encore la démonstration évidente de l'existence du travail organisateur développé par Pravaz, mais qui ici, dévié par une cause étrangère, a reporté ses effets sur un autre point. Le cotyle nouvellement restauré n'avait sans doute pas encore la profondeur nécessaire pour empêcher le glissement en haut et en arrière de la tête du fémur, et le travail de phlogose plastique déjà commencé, se continuant, assujettit l'os dans le lieu qu'il occupe maintenant. Bien que la luxation n'ait plus aujourd'hui l'étendue qu'elle avait autrefois, et que sa reproduction n'ait eu lieu que sous l'empire d'une cause étrangère et qu'il était possible d'éviter, je ne fais pas moins de celui-ci un cas de récidive, et je le classe avec les deux suivants dans un même groupe. Le sujet de la première observation du *Traité des luxations congénitales*, ayant quitté l'établissement Pravaz depuis huit ou dix mois, après que le succès de la réduction eût été constaté par A. Bérard, par Breschet et par le docteur Lalourcey, se luxa de nouveau en voulant comme ses compagnes sauter un fossé. Malgré l'avis de Breschet, le père, qui est médecin, recula devant une nouvelle tentative, et ne confia pas de nouveau son enfant à Pravaz.

Un autre enfant dont l'histoire est rapportée à la 8e observation, se luxa également après sa sortie de l'établissement et après que la réduction eût été également régulièrement constatée. Cette fois l'accident résulta de l'imprudence du père de l'enfant, qui, déjà mécanicien, se flatta d'être meilleur orthopédiste que Pravaz, et qui substitua au char horizontal un appareil où l'enfant était placé verticalement et à cheval. Cette position vicieuse, qui avait pour inconvénient d'éloigner la tête fémorale du cotyle et de distendre la capsule articulaire, ramena bientôt la luxation.

Quelque rigueur qu'il puisse y avoir à faire peser sur la

méthode la responsabilité de ces accidents, je consens néan—
moins à les compter comme des cas de récidive. Nous avons
donc un insuccès (13ᵉ observation), et trois récidives (1ʳᵉ, 8ᵉ
et 16ᵉ observation). Ici devraient finir mes concessions ; mais la
critique est difficile à satisfaire ; des faits régulièrement constatés n'ont pas trouvé grâce devant elle, à plus forte raison
rejettera-t-elle ceux qui ne lui paraîtront pas entourés de garanties extra-suffisantes. Pour éviter à cet égard toute difficulté, je formerai donc un troisième groupe, celui des cas douteux, dans lequel je comprendrai 1° ceux sur lesquels il ne
m'est pas arrivé de renseignements assez précis, soit de la
famille, soit des médecins auxquels je me suis adressés ;
2° d'autres dont je n'ai pas même recherché la trace à cause
de leur éloignement en France ou à l'étranger ; et 3° enfin,
un cas sur lequel il y a eu dissidence à Lyon, entre un
confrère qui niait et plusieurs autres qui affirmaient la réalité de la réduction. Ce groupe se composera donc des observations 11, 12 et 19 du *Traité*, et d'une autre, postérieure
à la publication de ce livre.

Ces diverses éliminations, toutes spontanées de ma part,
faites dans l'intérêt de la discussion actuelle, sous la réserve
d'une information plus complète, et avec la déclaration formelle qu'elles ne constituent pas une contradiction à la sta-
tistique de Pravaz, puisque ces malades avaient été réellement guéris par lui, ces éliminations abaissent donc pour
nous le chiffre complet des succès de notre regrettable confrère
à 22, comprenant d'une part, les observations 2, 3, 4, 6, 9,
14, 15, 17, 18, de son livre, et d'autre part, 7 autres cures
plus récentes. Mais sur ce nombre, réduit avec une facilité dont
probablement mon adversaire ne me tiendra pas de compte,

mon honoré confrère réclame encore une part. Il conteste
la réalité de la réduction sur le sujet de la 14e observation,
et il affirme qu'il a reconnu la persistance de la luxation,
après le traitement, sur le jeune F., sujet de la 2e observation, et sur Mademoiselle ....., sujet de la 6e. J'ai fait assez
de concessions jusqu'ici pour obtenir le droit de revendica-
tion, je disputerai donc à M. Bouvier ses prétentions sur ces
trois cas, que j'ai mis au nombre des succès, dont je me propose de soutenir la légitimité.

FAITS.

1º LUXATION A DROITE.

(2ᵉ OBSERVATION DU TRAITÉ).

X. de Lyon, traité en 1836 à l'âge de 7 ans, ayant par conséquent aujourd'hui de 24 à 25 ans. L'existence de la luxation a été régulièrement constatée; M. Bouvier prétend même qu'elle existe encore. Quoique semé d'accidents de toute espèce et de nature étrangère à la médication, le traitement a été suivi d'un plein succès. Ce jeune homme habite Lyon avec sa famille; il est fort et agile, il fait de longues courses et saute des fossés. *Il boîte très-légèrement.* C'est le même qui fut présenté, en 1838, à l'Académie de Médecine, et c'est à propos de ce jeune homme que M. Bouvier, expliquant l'amélioration obtenue par l'élongation artificielle du membre, produite par l'abaissement du bassin du côté luxé, disait, dans la séance académique du 17 septembre 1839 : « L'inclinaison du bassin du côté luxé tend à s'effacer plus ou moins promptement, et l'on peut prédire qu'elle disparaîtra également chez le jeune **X.** et que sa claudication redeviendra de plus en plus manifeste, si réellement elle a été détruite par l'effet du traitement. »

J'avais dit dans ma première note, et d'après **M. Richard** de Nancy, que **M. Bouvier** avait été vis-à-vis de ce jeune homme un mauvais prophète. En effet, la réalité de la réduction est encore soutenue aujourd'hui avec la même fermeté qu'autrefois par **M. Richard** de Nancy, qui n'a pas cessé d'être le médecin de la famille **X.** Depuis, je me suis ménagé une entrevue avec le jeune **X.** que je ne connaissais pas, mais que j'avais souvent rencontré. Sa démarche m'avait frappé, et j'étais disposé à croire, d'après cette inspection superficielle, que sa légère claudication était due au raccourcissement de l'un des fémurs. En effet, le membre pelvien a une grande souplesse, les mouvements de l'articulation iliofémorale paraissent aussi étendus que possible, et la hanche ne parait pas déformée ; on peut s'assurer qu'elle ne présente pas un développement exagéré et subit quand l'extrémité inférieure du membre correspondant vient reposer sur le sol. Ma rencontre avec **M. X.** m'avait laissé l'espérance de pouvoir me livrer à un examen plus approfondi ; mais des raisons dont je ne connais pas la nature y ont mis jusqu'à ce jour un empêchement. Quoi qu'il en soit, je demeure convaincu dès à présent, à l'exemple de **MM.** Gerdy, Blandin, Velpeau, Sanson, Richard de Nancy, de Polinière, etc., de la réalité de la réduction chez **M. X.** ; seulement son évidence m'est démontrée par la cause même que **M. Bouvier** fait servir à la démonstration d'une opinion contraire, c'est-à-dire par la claudication ; mais mon honorable confrère envisage ce fait en général et abstractivement, tandis que j'en étudie avant tout la forme, afin d'en mieux apprécier la cause. Ceci trouvera, au reste, son explication plus loin. Le fait essentiel ici était l'affirmation du succès de Pravaz; or, je me crois autorisé aujourd'hui à ajouter mon affirmation à celle de mes honorables et habiles confrères.

2° LUXATION A GAUCHE.

(3ᵉ OBSERVATION DU TRAITÉ.)

Jeune fille de 12 ans, adressée à Pravaz, en novembre 1837, par le docteur H. Joffre, dont on connaît les excellents articles sur les luxations anciennes du fémur, publiés en 1837 et 1838, dans le *Journal des Connaissances médico-chirurgicales*, et qui avait reconnu sur sa jeune malade l'existence de la luxation. Cette infirmité fut de nouveau constatée par les membres de la Commission instituée par la Société de médecine de Lyon. (1) et par MM. Richard de Nancy et Tissot. Le succès, obtenu dans cette circonstance par Pravaz, fut constaté par la même Commission de médecins et par le docteur H. Joffre, qui en fit le sujet d'une seconde communication au même journal. Sept ans après, la mère de l'enfant adressait à Pravaz de nouveaux remercîments dans les termes les plus touchants et les plus si-

(1) Cette Commission se composait de MM. Janson, Rougier, Martin, Mermet, Baumers, Répiquet, Bonnet, Levrat aîné et de Polinière, rapporteur.

gnificatifs. Enfin, voici ce que le docteur H. Joffre a bien voulu m'écrire en réponse aux questions que je lui ai adressées à ce sujet. « Mademoiselle ..... n'habite plus nos contrées, mais j'ai eu occasion de la voir souvent pendant les dix années qui suivirent sa sortie de l'établissement orthopédique du docteur Pravaz et de *constater d'une manière positive que la réduction était parfaite.* Il ne lui restait qu'un degré de claudication à peine sensible, probablement dû à un léger raccourcissement du membre réduit.

« J'ai vu très-fréquemment Mademoiselle ..... faire des courses considérables, sans qu'il en résultât la moindre fatigue, ni le moindre inconvénient. Depuis l'époque du traitement qu'elle a subi à Lyon, sa santé s'est maintenue excellente et l'on ne s'est plus préoccupé de son ancienne infirmité, par la raison que la consolidation et l'état de l'articulation ne laissaient rien à désirer. Mademoiselle ..... habite avec sa mère et elle ne s'est pas mariée. »

3º LUXATION A GAUCHE.

(4ᵉ OBSERVATION.)

Mademoiselle ..... entra à l'établissement à l'âge de 10 ans, en 1838. Elle fut examinée avant, pendant et après son traitement par la Commission de la Société de médecine de Lyon, et seulement dans le cours du traitement par M. le professeur Stoltz de Strasbourg, en tournée à Lyon, à cette époque. Il fut longuement question d'elle dans le remarquable Rapport du docteur de Polinière qui raconta les phases diverses de son traitement. Le succès fut aussi complet que possible, ainsi qu'il résulte de l'examen fait par nos honorables confrères; mais Mademoiselle ..... boîtait encore un peu à l'époque de sa sortie de l'établissement. Il paraît qu'il en fût de même encore pendant un certain temps, passé lequel la claudication disparut de plus en plus.

M. de Polinière, depuis un certain temps, avait perdu de vue cette jeune fille; l'ayant rencontrée récemment, il eut beaucoup de peine à la reconnaître tant les traces de son ancienne infirmité s'étaient complètement effacées.

Interrogé récemment à propos de la même personne, M. le docteur Guillot, de Villefranche, qui la connaît depuis son enfance, écrivait ce qui suit : « Cette jeune dame a été traitée par M. Pravaz, d'une luxation congénitale, et son traitement a été couronné du plus beau succès. Depuis lors sa santé a été excellente ; elle s'est mariée à 22 ans et vient d'avoir un enfant, son premier, quoique mariée depuis plusieurs années, et son accouchement a été des plus heureux. Elle nourrit son enfant qui se porte à merveille.

« Après son traitement, la claudication a été presque nulle, et aujourd'hui on s'en aperçoit à peine, et encore seulement lorsqu'elle est fatiguée par une marche prolongée.

« Je ne crois pas qu'on puisse se refuser à regarder ce résultat comme une cure véritable et très-remarquable; M. Pravaz avait parfaitement raison de s'en faire honneur. »

4° DOUBLE LUXATION.

(6ᵉ OBSERVATION.)

Mademoiselle ....., de Paris, âgée de 13 ans, commença le traitement le 1ᵉʳ mai 1838. La double infirmité avait été constatée par les docteurs Marjolin, Blandin et Mège, et par M. Bouvier lui-même. La cure fut longue et difficile; elle réussit cependant d'une manière complète; toutefois, Pravaz dit qu'il restait encore une légère irrégularité dans la démarche qu'il explique par un changement de direction du col fémoral. Dans sa réponse à ma réclamation, M. Bouvier affirme avoir reconnu sur cette malade, après le traitement, les signes de la double luxation qu'il avait constatée plusieurs années auparavant. Je prierai mon honorable confrère de se mettre d'accord avec Madame ....., *qui assure que M. Bouvier ne l'a pas examinée depuis sa guérison.* Cette expression dont elle se sert intentionnellement emprunte une signification particulière à l'union de cette dame avec un de nos honorables confrères de Paris. Au reste, le langage qu'elle tient sur le résultat de son traitement, confirme pleinement ce que Pravaz en a dit dans son livre : « Cette guérison opérée depuis cinq ans, loin de se démentir, n'a fait que se consolider. » Assurément, comme le dit Madame ....., M. Bouvier ne se rappelle que l'état antérieur au traitement, et il se trompe en croyant avoir visité cette jeune dame après son retour de Lyon.

5° LUXATION A DROITE.

(9ᵉ OBSERVATION.)

Mademoiselle ....., âgée de 13 ans, traitée à partir du 2 août 1840. L'infirmité a été constatée par MM. les docteurs Desportes, de l'Académie de médecine, Nichet et Richard de Nancy et par une Commission de la Société de médecine de Lyon. La marche était presque impossible ; le traitement fut long et difficile, il réussit néanmoins complétement : son succès fut constaté par les mêmes confrères et par M. V. Gerdy. En 1845, la jeune fille écrivait à Pravaz que ses forces augmentaient de jour en jour et qu'elle pouvait depuis longtemps se livrer au plaisir de la danse. Depuis, sa situation et sa démarche n'ont fait que s'améliorer de plus en plus ; et, au commencement de cette année, cette même personne, à l'occasion de projets de mariage, fut présentée à M. Richard de Nancy, dont on voulait prendre l'avis dans cette circonstance, vu les craintes que l'ancienne déformation du bassin constatée et mesurée par Nichet avait fait concevoir. Le résultat de l'examen, fait par notre habile confrère, fut que mademoiselle ..... pouvait se marier et que la réduction opérée depuis 12 ans par Pravaz avait eu tout le succès et toute la solidité désirables. Claudication à peine sensible.

6° LUXATION A GAUCHE.

(14ᵉ OBSERVATION.)

Mademoiselle ....., âgée de 6 ans, traitée en avril 1843. La luxation avait été constatée par Blandin et par M. Bouvier. La coaptation fut difficile. La tête du fémur fit longtemps une saillie prononcée en dehors et près de l'artère crurale. Pravaz attribuait cette saillie au défaut de profondeur de la cavité rudimentaire où la tête avait été ramenée ; MM. Lallemand, Blandin, Gerdy, Nichet, Baumès et Pétrequin avaient soupçonné que le col du fémur s'insérait au corps de cet os sur un point de sa circonférence, situé plus antérieurement que d'ordinaire. Quoi qu'il en soit, le résultat du traitement dirigé par Pravaz fut tel, qu'Auguste Bérard disait à propos de cette enfant : « Je reconnais que la tête du fémur est solidement fixée dans le lieu que doit occuper le cotyle naturel; et si je n'avais été averti de la préexistence d'une luxation, j'aurais pensé que le sujet qui vient de m'être présenté avait été affecté d'une fracture intra-capsulaire du col fémoral, heureusement consolidée. » Néanmoins un reste d'irrégularité subsistait encore dans la démarche ; il était dû, suivant Pravaz, à l'effet combiné d'un défaut de symétrie entre les deux parties latérales du bassin , de l'atrophie en longueur du membre jadis luxé et de la faiblesse des muscles.

M. Bouvier a-t-il revu et examiné cette jeune fille , ou bien n'est-ce que sur un simple aperçu qu'il doute de la réalité de la réduction opérée par Pravaz ? M. Bouvier ne s'expliquant pas à cet égard , nous lui laisserons le soin de faire connaître les motifs de ce doute ; quant au silence des membres de l'Institut, sur lequel notre adversaire appuie une partie de ses dénégations , on verra plus loin ce qu'il faut en penser ; bornons-nous donc à dire que des nouvelles récentes et bien fondées nous ont appris que Mademoiselle ..... est grande, forte et agile ; qu'elle fait de longues courses et qu'elle n'a qu'un très-faible degré de claudication.

7° DOUBLE LUXATION.

(15ᵉ OBSERVATION.)

Jeune fille , âgée de quatre ans et demi, infirmité constatée par Marjolin et par MM. J. Guérin et Bouvier. Traitement commencé le 20 juillet 1844 , terminé en novembre 1845. Succès constaté par Marjolin, par la Commission de l'Institut et par M. Richard de Nancy. Ce cas était , au dire de Pravaz, celui qui lui a offert le plus beau résultat. Il faut bien qu'il en soit ainsi , puisque le père de l'enfant , dont nous avons eu de récentes nouvelles, a la prétention de faire oublier l'in-

2

firmité dont sa fille a été atteinte ; c'est dire qu'il n'en reste pas de traces.

M. Bouvier et M. Guérin peuvent sans doute se rappeler cette jeune fille , dont la famille habite Bouillancy (Seine et Oise).

8° LUXATION A GAUCHE.

(17ᵉ OBSERVATION.)

Jeune fille de quatre ans et demi. La luxation fut constatée par MM. de Polinière , Richard de Nancy, Calemard de la Fayette et Reynaud du Puy. Traitement commence en septembre 1844 , terminé en septembre 1845. Le succès de la réduction a été constaté par les médecins désignés ci-dessus Dans un voyage que j'ai fait récemment dans la Haute-Loire j'ai prié mes honorables confrères du Puy de vouloir bien examiner cette jeune fille et de dresser de cet examen un procès-verbal que je joins ici :

« Les médecins de la ville du Puy soussignés, invités à examiner Mademoiselle X..., traitée autrefois par M. le docteur Pravaz, pour une luxation fémorale congénitale du côté gauche , et notée dans l'ouvrage de ce médecin à l'observation portant le numéro 17, en date du mois de septembre 1844 ,

Ont reconnu et constaté ce qui suit :

Mademoiselle **X...**, âgée maintenant de 14 ans et demi , jouit d'une santé des plus florissantes ; elle est remarquable par son fort embonpoint.

1° Longueur des membres inférieurs, prise de l'épine iliaque antérieure et supérieure à la malléole externe correspondante, le corps étant dans la position horizontale et les points symétriques du bassin étant dans une même ligne transversale.

A droite , 0 m. 81 c.

A gauche, 0 m. 79 c.

2° Distance du trochanter à la crête iliaque.

A droite , 0 m. 15 c.
A gauche, 0 m. 13 c.

3° Le trochanter fait-il une saillie plus grande du côté autrefois luxé que du côté opposé?

Oui , une saillie infiniment légère.

4° État de l'aine. — Y a-t-il vacuité?

Non , d'aucun côté.

5° En embrassant l'articulation avec la main de manière que le pouce soit placé un peu en dehors du lieu où l'artère crurale croise le pubis, sent-on rouler sous le doigt un corps orbiculaire , quand on imprime à la totalité du membre des mouvements de rotation à droite et à gauche?

Oui.

6 Étendue du mouvement d'abduction.

À droite, 0 m. 48 c.
A gauche, 0 m. 52 c. (1)

La malade ayant été invitée à faire elle-même ce mouvement ; celui-ci a paru encore plus étendu de l'un et de l'autre côté que lorsqu'il était produit passivement.

7° Étendue du mouvement d'adduction.

Égale pour chaque membre.

8° Étendue du mouvement de flexion de la cuisse sur le bassin, la jambe étant préalablement étendue sur la cuisse.

Cette expérience n'a pas été faite par respect pour la pudeur. Dans le cas présent elle nous a paru inutile.

9° En portant le membre autrefois luxé dans l'adduction forcée, et en lui imprimant des mouvements de rotation, fait-on basculer la tête du fémur ou lui fait-on seulement décrire un arc de cercle ?

Elle ne bascule pas ; on ne lui fait pas décrire d'arc de cercle.

La sent-on à travers les muscles fessiers ?

Non.

(1) Quand on se rappelle combien le mouvement d'abduction du membre pelvien est borné dans les cas d'exarticulation fémorale accompagnée de raccourcissement, on est vivement frappé par la différence qui se rencontre ici, et qui est telle que la plus grande abduction existe précisément du côté autrefois luxé. En rapprochant ce fait de la grande liberté de mouvements et de la force dont jouit le membre abdominal gauche chez cette jeune fille, n'y trouve-t-on pas la preuve irrécusable de l'efficacité de la méthode Pravaz, qui a dans cette circonstance reconstitué une véritable diarthrose tenant le milieu sans doute entre l'enarthrose et l'arthrodie ?

10° Dans quelle situation se trouve la pointe du pied?

A droite, normale; à gauche, très-légèrement portée en dehors.

11° Quel est le degré de la claudication?

A peine apparente, hors les moments de fatigue extrême.

12° Pendant la marche, la tête fémorale du membre autrefois luxé paraît-elle s'enfoncer dans le tronc?

Non.

13° Existe-t-il de l'ensellure lombaire?

Non.

14° Le bassin est-il déformé?

Les deux épines iliaques antéro-supérieures ne sont pas sur le même plan horizontal; la droite est plus élevée que la gauche de près d'un centimètre.

15° Degré d'aptitude de Mademoiselle X..., pour la marche et les autres exercices du corps.

Mademoiselle X... se livre à de longs et pénibles exercices sans éprouver de la fatigue.

16° La nouvelle articulation est-elle solide?

Oui.

CONCLUSIONS.

« Deux des médecins soussignés ont vu Mademoiselle X... dans son bas-âge (3 ans et demi), et ont conseillé à ses parents de l'envoyer à Lyon, dans l'établissement de M. Pravaz, parce qu'ils ont cru alors à l'existence d'une luxation du membre pelvien gauche. La claudication était extrêmement prononcée, et pour eux il paraît maintenant hors de doute que la tête du fémur a été ramenée par le fait du traitement à une position qui approche d'infiniment près la position normale, où elle est retenue d'une manière très-solide. Les deux autres médecins, qui ne peuvent point parler de leurs souvenirs de cette époque, déclarent que, s'il y a eu dans ce cas une véritable luxation, la réduction pour eux ne saurait être douteuse, et tous quatre sont d'avis que ce résultat est des plus satisfaisants et qu'il est peut-être impossible d'obtenir une guérison plus parfaite.

Fait au Puy-en-Velay, le samedi 19 novembre 1853.

CALEMARD DE LAFAYETTE,
Chirurgien en chef des hôpitaux du Puy.

PORRAL, d. m. p.

REYNAUD,
Médecin en chef des hospices du Puy.

Dr BALME DU GARAY,
Médecin des épidémies pour l'arrondissement du Puy. »

Certes, il était difficile d'assurer la crédibilité due à un procès-verbal par une rédaction plus rigoureuse et par des conclusions plus réservées ; les affirmations les plus chaleureuses, en effet, ne pouvant avoir autant de valeur que des mentions dont l'exactitude est égale à la clarté. Mais, témoin de l'examen fait par nos très-honorables confrères , et des témoignages de satisfaction qu'ils ont laissé voir en présence d'un aussi beau résultat , je ne crois pas m'écarter des bornes de la discrétion en complétant leur procès-verbal par la divulgation d'un fait qui n'y a pas pris place , et qui cependant est bien propre à donner la nature de leur conviction.

Après avoir dit combien un pareil succès était honorable pour Pravaz, ils ajoutèrent que, s'ils avaient un enfant atteint d'une infirmité semblable , ils ne balanceraient pas à le soumettre au traitement par la méthode de ce regrettable confrère. L'un d'eux voulait même que cette déclaration fût inscrite au procès-verbal ; mais il fut arrêté , après délibération , et en vue de l'ancien adage : *qui veut trop prouver ne prouve rien,* qu'on ne donnerait pas *suite* à cette proposition.

9° LUXATION A GAUCHE.

(18ᵉ OBSERVATION.)

Jeune fille âgée de trente-deux mois. L'infirmité avait été constatée par Marjolin et Blandin et par M. Brachet, qui fut chargé de surveiller l'enfant pendant son séjour à Lyon. Traitement commencé le 14 août 1846. Il fut aussi court qu'heureux ; ce que Pravaz attribuait à la jeunesse du sujet et au soin qu'il a pris d'entretenir , d'une manière continue le travail de phlogose plastique.

Nous savons , par des nouvelles récentes , que le résultat s'est maintenu dans des conditions toujours aussi heureuses , et qu'il ne reste qu'une très-légère claudication.

Les observations qui suivent sont postérieures à la publication du *Traité des Luxations* ; néanmoins, je n'ai pas cru devoir les publier autrement que je n'ai fait pour celles qui ont précédé. Il ne peut être agité, d'ailleurs, ici d'autre question que celle d'authenticité ; et je peux me rendre la justice de dire que j'ai mis tous mes soins à la rendre éclatante.

10° LUXATION A GAUCHE.

Mademoiselle . ..., âgée de treize ans. Infirmité constatée par M. Richard de Nancy. Traitement commencé le 12 décembre 1847 , réduction opérée le 20 janvier 1848. Mademoiselle ... a quitté l'établissement en janvier 1849 , après treize mois de séjour. Ce succès , aussi rapide qu'heureux , fut constaté également par M. Richard de Nancy.

Aujourd'hui , sans entrer dans des détails que nous aurions désiré connaître , Mademoiselle ... écrit qu'elle s'estime très-heureuse d'avoir connu M. Pravaz et d'avoir été soumise à ses soins ; que sa reconnaissance pour lui est égale au bonheur qu'elle ressent de pouvoir sauter et marcher sans peine et sans fatigue.

11° DOUBLE LUXATION.

A l'âge de cinq ans , Mademoiselle ..... avait été traitée
en vain par un autre orthopédiste chez lequel elle était restée
pendant plus d'un an. Elle entra chez Pravaz le 4 févier 1848,
à l'âge de douze ans, l'infirmité ayant été préalablement
constatée par les docteurs Philibert et Richard de Nancy.
le défaut de patience et d'énergie de la jeune malade , qui
ôtait ses poids pendant la nuit, recula l'époque de la réduc—
tion jusqu'au 16 janvier 1849. On réussit cependant , et un
an après , au moment du départ de la jeune fille , Pravaz
faisait constater ce nouveau succès par les médecins ci-dessus
nommés , en leur faisant remarquer , que par exception à la
régle des luxations doubles, ici un des fémurs était plus court
que l'autre et qu'il y aurait nécessairement claudication. C'est
ce qu'on remarque en effet aujourd'hui , mais à un très-faible
degré. Le docteur Philibert , qui est le médecin de la famille
de Mademoiselle ... , a de nombreuses occasions de revoir
cette jeune fille. Il l'a traitée , en 1852, pour une affection
typhoïde fort grave , dont elle est parfaitement guérie , et qui
n'a pas exercé d'influence fâcheuse sur sa claudication.

Mademoiselle ... offre un des exemples remarquables des
effets organo-plastiques de la méthode de Pravaz ; sa cons—
titution , qui , à l'époque de son entrée en traitement , était
empreinte de rachitisme , a acquis un degré d'amélioration

remarquable , qui n'a pas même été altéré par l'affection typhoïde. Quoique boîtant légèrement , elle fait de longues courses sans fatigue.

12° DOUBLE LUXATION

Mademoiselle ..... , trois ans et demi. La double infirmité fut constatée par **M**. Bonnet. Le traitement , commencé le 15 octobre 1849 , n'eut qu'une durée de onze mois. Le résultat fut des plus remarquables et fut soumis à l'appréciation de **M**. Bonnet, qui le trouva complet. Cet enfant est au nombre de ceux que j'ai visités ; j'ai fait exprès le voyage de la Chaise-Dieu(Haute-Loire), qu'elle habite avec sa famille. J'ai pu l'examiner en toute liberté et y mettre tout le soin nécessaire ; eh bien ! je déclare que les récits louangeurs qui m'avaient été faits à ce sujet ne m'avaient donné qu'une idée imparfaite de ce beau succès , dont j'aurais desiré pouvoir, comme au Puy , faire constater l'étendue par des confrères. Mais, à défaut de notoriété médicale, la notoriété publique ne manquera pas à la confirmation de mon témoignage , car le père de l'enfant , **M**. Debrun , ancien étudiant en médecine, m'a autorisé à le nommer.

A l'exception d'une légère saillie des deux trochanters , due au mode d'implantation du col fémoral au corps de l'os, et de l'habitude de marcher sur les talons , ce qui pourrait donner à la démarche une apparence de lourdeur, je n'ai rien constaté chez cette petite fille , d'ailleurs très-forte et très-agile , qui s'éloignât de la constitution et des habitudes communes. Pour corriger le défaut de sa marche , que j'attribue à un vice d'habitude contracté dès le moment des premiers essais de déambulation , j'ai conseillé à la famille de lui faire donner des leçons de marche de la nature de celles que reçoivent les recrues en arrivant au corps. L'expérience me donne la confiance que ce moyen réussira , et qu'ici , comme chez le sujet de la 15e observation, il sera possible de faire complètement disparaître toute trace de l'ancienne infirmité.

i3° LUXATION A DROITE.

PIED-BOT (VARUS) DU MÊME CÔTÉ.

Jeune garçon , âgé de cinq ans. Infirmité constatée par MM. Diday et Richard de Nancy. Traitement commencé le 9 juin 1851. Réduction opérée le 25 août suivant. Le 25 septembre et le 4 octobre suivants , la tête sortit du cotyle. On parvint à l'y fixer solidement , et, au moment de la sortie de cet enfant , les honorables confrères déjà nommés constataient la réalité du succès. Toutefois, il existait encore beaucoup de raideur dans l'articulation. M. le docteur V. Gerdy , qui a revu cet enfant aux eaux d'Uriage pendant la saison dernière , a constaté le succès et reconnu plus de souplesse dans l'articulation. Des nouvelles récentes de la famille nous apprennent que l'enfant va bien, et que, si ce n'était la malformation originelle du pied, il marcherait très-bien. Pravaz s'était refusé à traiter la malformation du pied jusqu'à ce que l'articulation ilio-fémorale qu'il avait reconstituée fûttout-à-fait solide.

14° LUXATION A DROITE.

Mademoiselle ....., âgée de six ans et demi, commença son traitement le 8 septembre 1851. Celui-ci fut long et difficile ; il y eut de nombreux déplacements ; mais, enfin, Pravaz triompha de ces difficultés et parvint à fixer solidement la tête dans le cotyle. M. le docteur Magaud , médecin ordinaire de l'enfant, et par les avis duquel la petite malade avait été confiée à Pravaz , constata ce succès , ainsi que M. Richard de Nancy et M. le professeur Lallemand , qui fit à cette époque un assez long séjour chez Pravaz pour y prendre des bains d'air condensé.

J'ai donné des soins à cette jeune fille, et j'ai pu constater également la réalité de la réduction.

M. le docteur Magaud, qui a revu cet enfant à une époque plus récente , m'écrit aujourd'hui qu'elle marche avec facilité, qu'on s'aperçoit à peine de la claudication , et qu'à ses yeux la guérison de l'ancienne infirmité est définitivement établie.

15ᵉ DOUBLE LUXATION.

Mademoiselle ..... fut traitée d'abord dans un autre établissement , où on sembla méconnaître la double infirmité.
Le traitement , qui n'eut qu'une durée de sept mois , et qui
n'avait été appliqué que d'un seul côté , n'eut qu'un résultat
éphémère. Cinq à six semaines après avoir quitté cette maison , la claudication était revenue plus forte peut-être qu'auparavant. C'est ce qui détermina la famille à confier cette
jeune fille à Pravaz , chez lequel elle entra , à l'âge de sept
ans , le 15 novembre 1851. La double infirmité fut constatée
par M. Richard de Nancy et par M. le docteur Ruelle d'Au-
benas. Le traitement de cet enfant eut lieu en grande partie
sous les yeux du professeur Lallemand , qui assista , en janvier 1853 , à une réduction nécessitée par un nouveau déplacement , et qui constata le succès de l'opération de concert
avec M. Richard de Nancy. Même occasion se présenta pour
M. V. Gerdy, sous la direction duquel cette jeune fille prit
cette année les eaux d'Uriage. Enfin , M. le docteur Ruelle
m'écrivait , à la date du 8 décembre dernier, que cette jeune
fille va bien , si ce n'est qu'elle présente encore un léger
degré de claudication , qui cependant n'est pas constant , car
elle peut le dissimuler quand elle y fait attention. Il est
probable , comme le fait remarquer M. le docteur Ruelle ,

que les articulations trop récemment restaurées n'ont pas encore acquis la force désirable.

16° DOUBLE LUXATION.

Cet enfant est un de ceux que j'aurais présentés à l'enquête que je réclamais de la Société de Médecine de Paris ; mon désir, à cet égard, n'ayant pu être satisfait, j'ai soumis cette petite fille à l'examen d'un certain nombre de médecins de Lyon, dont l'autorité scientifique ne peut être mise en doute, et qui ont dressé, de cet examen, le rapport qui suit. Comme dans les observations qui précèdent le traitement a été suivi également par M. le professeur Lallemand de Montpellier.

« Nous soussignés, docteurs en médecine, demeurant à Lyon, réunis dans le but de constater l'état d'un enfant qui nous était présenté par M. Gillebert–d'Hercourt comme ayant été traité par feu le docteur Pravaz, pour une *double luxation fémorale congénitale*, avons procédé à son examen après avoir recueilli tous les renseignements désirables en pareil cas.

Louise Passaquay, fille d'un médecin du Jura, âgée maintenant de sept ans, est entrée dans l'établissement de M. Pravaz le 23 mars 1852. Elle fut examinée à cette époque par plusieurs médecins de Lyon, qui ont constaté l'existence de la double lésion , et au nombre desquels se trouve un des soussignés, M. Barrier, chirurgien-major actuel de l'Hôtel-Dieu, et M. Pétrequin, qui n'a pu assister à cette réunion , mais dont l'opinion , exposée dans une consultation datée du 16 mars 1852, a été mise sous nos yeux. Cette note indique que la luxation existe simultanément à droite et à gauche, et qu'elle s'est faite de chaque côté en haut et en arrière.»

« Suivant d'autres renseignements recueillis dans l'établissement ou fournis par le père de l'enfant, et dont nous donnons ici l'exposé à titre de complément d'information, il résulte encore que Louise P...... ne marchait qu'avec la plus grande difficulté et qu'elle tombait fréquemment ; que la démarche dandinante était extrêmement prononcée ; que la cambrure des lombes était très-forte ; la vacuité des aines très-sensible ; les trochanters très-saillants , élevés et portés fortement en arrière ; que l'abduction des cuisses était à peu près impossible ; que l'adduction, au contraire, pouvait être portée à l'extrême, et la pointe des pieds habituellement dirigée fortement en dedans ; que si, la jambe étant étendue sur la cuisse, on fléchissait fortement celle-ci sur le bassin, on amenait presque la jambe au contact de l'épaule ; que la tête de chaque fémur était aisément sentie sur la fosse iliaque externe à la hauteur de l'épine antérieure et supérieure, et que les mouvements de rotation en dedans imprimés à chacun des membres inférieurs faisaient basculer avec bruit la tête fémorale.

La taille de l'enfant, à l'époque indiquée, était d'un mètre; les membres inférieurs, égaux en longueur, avaient chacun $0^m,465$ d'étendue de l'épine iliaque antéro-supérieure au bas de la cheville correspondante. »

L'extension a été commencée le 30 mars 1852 ; la réduction de la luxation fémorale à droite eut lieu le 21 juin de la même année, celle du côté gauche fut opérée le lendemain. L'exercice du char commença le 2 août suivant et fut continué jusqu'à ce jour ; mais ce ne fut qu'au 25 décembre que l'enfant commença à s'exercer à la marche. La cure s'est faite sans accident ; il n'y a pas eu de récidive de luxation.

Aujourd'hui, Louise P...... étant couchée sur un plan horizontal, nous avons constaté l'égalité de longueur (54 centimètres) des deux membres qui, sous ce rapport, paraissent d'ailleurs proportionnés à la taille de cet enfant (108 centimètres). La pointe des pieds est dirigée en haut ; l'ensellure lombaire n'existe plus ; toutefois, le galbe de la hanche, sans offrir de déformation, ne présente pas cependant une forme irréprochable ; les trochanters ne font pas de saillie notable, il est vrai, mais ils paraissent un peu plus élevés que de coutume ; néanmoins, ils sont à une égale distance des épines iliaques antérieure et supérieure et ils sont tournés directement en dehors. L'aine n'offre plus la vacuité qu'on remarque chez les sujets luxés, et qui a été signalée par Pravaz comme le signe *univoque* de ce genre de difformité. En saisissant la hanche avec une main, de manière que le pouce repose un peu en haut et en dehors du lieu où l'artère crurale croise la branche du pubis, et en imprimant avec l'autre main à la totalité du membre des mouvements de rotation à droite et à gauche, on sent manifestement rouler sous le pouce un corps orbiculaire qui est bien certainement la tête du fémur. Si l'on emploie le procédé de diagnostic indiqué par M. Desprez, on ne réussit pas à produire le mouvement de bascule de la tête. La cuisse peut être aisément portée en abduction ; au contraire, l'ad—

duction ne peut plus être poussée comme auparavant au delà des limites naturelles.

L'examen attentif auquel nous nous sommes livrés sur tous les points, nous a permis de reconnaître une très-légère mobilité de haut en bas dans l'articulation coxo-fémorale gauche. En arcboutant le pouce de la main droite sur l'épine iliaque antérieure et supérieure, et en plaçant l'extrémité des autres doigts sur le sommet du trochanter, on reconnaît, en tirant le membre du haut en bas, que le fémur peut être abaissé d'environ deux à quatre millimètres.

L'enfant ayant marché devant nous, nous avons constaté que sa démarche n'offre plus qu'une légère vacillation, qui peut être assez bien dissimulée quand la jeune fille s'observe. Au reste, elle ne porte plus ni ceinture ni appareil d'aucune nature ; on nous a même assuré qu'elle les avait quittés depuis plus de deux mois, et, en effet, nous n'avons reconnu sur la peau du bassin ou des membres, aucune trace de compression récente ni ancienne.

Nous croyons donc pouvoir conclure de ce qui précède, que la petite fille que nous venons d'examiner, a été atteinte d'une *double luxation fémorale congénitale*, et qu'elle est aujourd'hui guérie de cette fâcheuse infirmité.

Si l'on nous objectait contre la réalité de la réduction de la double luxation, le dandinement de la démarche, l'élévation des trochanters et la mobilité légère que la tête fémorale gauche présente encore, nous repousserions ces objections comme mal fondées et insuffisantes, attendu :

1° Que le dandinement disparaissant chaque jour de plus en plus ; ainsi que cela a été affirmé par le docteur Gillebert-d'Hercourt, et reconnu vrai par le docteur Passaquay, père de l'enfant, il ne peut être attribué qu'à la laxité des connexions ligamenteuses de nouvelle formation, ainsi qu'à la faiblesse musculaire, causes que le temps et l'exercice dissiperont;

2° Que le col fémoral faisant avec le corps de l'os un angle presque droit, la tête du fémur s'élève à peine au-dessus des trochanters; de là l'élévation inaccoutumée de ceux-ci ;

3° Enfin que, vu la position des deux trochanters, par rapport aux épines iliaques antéro-supérieures, et l'absence de claudication, la faible mobilité de la hanche gauche, sous l'influence des tractions, ne peut être due qu'à une laxité, sans doute passagère et progressivement décroissante, de la capsule articulaire, à laquelle s'ajoute peut-être une déformation de la tête fémorale, de la nature de celles qu'on observe fréquemment sur les sujets atteints de luxation congénitale du fémur.

En foi de quoi nous avons signé le présent.

A Lyon, le 4 novembre 1853.

RICHARD ; H. DIDAY ; DESGRANGES ; F. BARRIER ; BONNET ; POLINIÈRE ; ROUGIER ; A. BOUCHA-COURT ; RATER.

Si le temps ne m'eût pas manqué, et s'il m'eût été possible de renouer avec chaque famille la chaîne de relations brisée par la mort de Pravaz, il n'est pas douteux que chacun des faits que je place aujourd'hui sous les yeux de la Société de Médecine de Paris, n'eût été entouré des mêmes éléments de garantie qui ont été affectés à quelques-uns d'entre eux seulement.

En effet , pour un certain nombre , j'ai été obligé de me borner à de simples attestations de la famille ; mais si on veut bien considérer que celles-ci reproduisent le dire de ceux qui , en définitive , sont les plus intéressés dans la question , on conviendra que ces attestations ont une valeur réelle , et qui devient suffisante , puisqu'elles confirment , après un temps plus ou moins considérable , le jugement porté par des praticiens aussi habiles qu'éclairés.

Au reste, le nombre de ceux pour lesquels j'ai rassemblé les plus rares conditions d'authenticité , est assez considérable pour qu'il fasse pencher la balance de son côté , et pour que la question de la curabilité des luxations fémorales congénitales soit définitivement gagnée.

Je demande maintenant qu'il me soit permis de répondre à certaines insinuations de M. Bouvier. Après avoir rappelé que le sujet de la quatorzième observation de Pravaz fut placé deux fois sous les yeux des commissaires de l'Académie des Sciences , M. Bouvier s'exprime ainsi : « Et pourtant MM. les Commissaires ont gardé le silence ; non seulement ils n'ont pas fait de rapport, mais ils n'ont pas même fait part individuellement d'un pareil succès , qu'ils eussent dû proclamer bien haut dans l'intérêt de la science et de l'humanité. Une conduite semblable est bien faite pour inspirer des doutes sur leur opinion personnelle , surtout après l'*équivoque dont l'honnête Humbert* a été la dupe. »

D'après ce langage , ne semble-t-il pas que MM. les commissaires de l'Institut auraient gardé le silence par ménagement pour l'*honnête Pravaz* , et sans doute dans le but d'éviter que lui aussi fût la dupe d'une équivoque ? Or, voici ce qui est arrivé et ce que M. Bouvier ne peut ignorer. Une récompense fut accordée à Pravaz , le 4 mars 1850 , sur les prix décernés pour l'année 1846, à propos de son *Traité sur les Luxations congénitales du Fémur* ; on trouve dans le rapport publié à ce sujet , par la Commission des Prix (tome 30, page 235 des Comptes-rendus), les considérations qui suivent : « S'il avait pu (Pravaz) donner à ses observations de guérison le même degré de précision et de rigueur qu'à tout le reste , son œuvre ne laisserait que bien peu de chose à désirer. *Mais comment avoir la certitude que la tête du fémur a bien réellement repris sa position dans la cavité cotyloïde et s'y est recreusé sa place ? L'expérience du passé semble indiquer* que la dissection des parties peut seule mettre à l'abri de toute illusion à cet égard. Sans doute , il n'a pas dépendu de l'auteur d'acquérir cette *preuve complète*, et probablement elle se fera longtemps attendre, etc. » Eh bien ! est-ce là le langage de gens dont on a voulu surprendre la religion et qui ont rencontré précisément le contraire de ce qui leur avait été annoncé ? N'est-ce pas plutôt celui de personnes qui regrettent de ne pouvoir pas en dire plus , mais qui s'appliquent à rester sur la réserve , dans la crainte de trop engager le corps illustre auquel elles appartiennent , et parce que , déjà averties par une fâcheuse équivoque , et ne pouvant encore soutenir leur conviction par la production d'une pièce anatomique , elles ont voulu placer leur jugement à l'abri des attaques de la critique passionnée? Si la Commission n'a pas osé affirmer la réduction en dehors de la preuve sans réplique de la rentrée de la tête fémorale dans le cotyle , a-t-elle fait à Pravaz un reproche de n'avoir pas fourni cette preuve ? Est-ce à dire que cet *experimentum crucis* fût indispensable à sa conviction ? Non , car la Commission exprime clairement , dans l'intérêt de **Pravaz** , et le regret de ne pas posséder déjà cette preuve , et l'espérance qu'on la rencontrera. En effet , elle ajoute aussitôt : « Cependant , comme il résulte incontestablement des observations du docteur **Pravaz** , que de graves difformités , produites par des luxations congénitales , ont été considérablement diminuées , et d'une *manière permanente* , par les procédés employés par l'auteur; votre Commission pense que de *pareils succès sont très-importants pour l'humanité* , et vous propose de décerner une récompense à **M. Pravaz.** »

Je laisse au lecteur le soin de peser la valeur du mot *succès*, employé sans doute intentionnellement par la Commission ; mais je ne peux me dispenser de faire remarquer que l'insinuation , dirigée contre **Pravaz** par **M. Bouvier**, accusé implicitement **MM.** les Commissaires de l'Académie des Sciences d'avoir montré , dans cette circonstance , une complaisance coupable ; ce qui n'est pas admissible , vu l'honorabilité bien établie de ceux à qui cette accusation s'adresse. En tout cas, je m'empresse de déclarer que je ne soupçonne pas **M. Bouvier** d'avoir eu cette pensée malveillante; je n'ai fait cette remarque qu'en vue de réfuter l'assertion qu'il a sans doute involontairement produite.

Après avoir récusé certains témoignages dont l'autorité le gênait , après avoir avancé que les luxations congénitales sont des affections encore peu connues, et que, pour échapper à l'illusion en ce qui les concerne , il faudrait que les médecins fussent à même de revoir les malades à plusieurs reprises , de les suivre quelque temps , lorsqu'ils reprennent leur vie ordinaire, etc., **M. Bouvier** se plaît à fortifier sa résistance par la production de témoignages qui lui seraient favorables, s'ils

étaient fondés : « Nous savons , dit-il , que d'honorables
confrères, même à Lyon, ne croient nullement à la réduction
dans les cas qu'ils ont eus sous les yeux. » Il me serait facile de
rejeter, aussi à mon tour, ce qui est en opposition avec ma manière de voir : mais j'aime les positions franches, et je ne crain-
drai pas d'aborder carrément les arguments de mon honorable adversaire. A entendre M. Bouvier, il semblerait que beaucoup de médecins de Lyon se trouvent dans le cas dont il parle ;
or, je n'en ai rencontré qu'un, et je me suis adressé à beaucoup,
qui m'ait dit qu'en effet il avait eu des doutes sur un des faits
rapportés par Pravaz ; mais, en même temps, cet honorable
confrère me déclara que, d'ailleurs, le cas était obscur ; que l'e-
xistence de la luxation lui avait paru douteuse ; qu'au reste ce
cas, étant le seul qu'il ait eu l'occasion d'observer, il ne pouvait
ni ne voulait en tirer une conclusion contraire à la curabilité des
luxations fémorales congénitales. Quoi qu'il en soit , au lieu
d'opposer à ce témoignage ceux de MM. Richard de Nancy et
Nichet, qui avaient admis la réduction, et, pour ne pas m'é-
loigner des règles que je me suis tracées , j'ai écarté cette
observation (la septième du *Traité*) , et je l'ai classée au rang
des cas douteux.

Toutefois, je ferai observer que ce fait se passait en 1838,
c'est-à-dire, à une époque à laquelle peut justement in-
comber le langage que M. Bouvier voudrait appliquer au
présent, quand il dit que les luxations congénitales du
fémur sont des affections encore peu connues. Au contraire,
aujourd'hui les travaux de Pravaz ont jeté sur elles une vive
lumière ; et à Lyon surtout, où de nombreux cas de luxations
congénitales passent annuellement sous leurs yeux , où ils ont
pu voir des infirmes dans les deux états successifs de coapta-

tion plus ou moins parfaite et de déplacement complet, nos honorables et savants confrères sont très-exercés au diagnostic de ces affections et ils savent très-bien à quoi s'en tenir sur leur degré de curabilité. Désormais, M. Bouvier pourra donc se tenir pour bien assuré de la validité de leurs jugements à cet égard. Aucun d'eux, que je sache, ne s'est vu, dans ses relations avec Pravaz, en face de cette *logique habile*, imaginée ici pour les besoins de la cause ; et, possédant parfaitement la question, les uns ou les autres n'avaient dans ces circonstances ni hésitation à laisser voir, ni concessions à faire. Je n'imagine pas, d'ailleurs, qu'ils eussent, aussi bénévolement que cela plaît à dire à M. Bouvier, accepté *l'explication toute prête* pour chaque symptôme de la luxation persistante. Telle serait, en effet, si on l'en croyait, notre rare habileté, que nous parviendrions aisément à l'aide d'explications spécieuses à dissimuler la nullité du traitement, à faire « en un mot que tout ce qui était signe de luxation avant le traitement, cesse de l'être une fois qu'il a été appliqué. » Il est difficile, j'en conviens, de discuter avec plus d'adresse que le fait ici M. Bouvier, d'atténuer plus habilement la moralité de ses adversaires et la valeur de leurs arguments ; je ne saurais pourtant le féliciter sur les fruits qu'a produits cette extrême habileté, quand, considérant le nombre si grand encore, malgré l'argumentation savante du professeur Gerdy et les heureux résultats de la pratique de Pravaz, de ceux qui ne croient pas à la curabilité des luxations fémorales congénitales, je reconnais que cet état de choses est dû en très-grande partie aux constants efforts de M. Bouvier.

Que conclure cependant du langage tenu en cette occasion par mon honorable confrère ? M. Bouvier croit-il ou ne croit-

il pas encore que la *faiblesse des muscles, la laxité des liga-*
ments, la déformation du bassin, la raideur, l'état encore
imparfait des articulations, l'inattention du sujet, etc.,
soient des causes suffisantes de claudication après la réduction de la luxation? Que le raccourcissement du membre
puisse être dû à une atrophie du fémur? Que le changement
de direction du col fémoral rapproche plus ou moins le grand
trochanter de la crète iliaque? Et quand M. Bouvier attache
à la persistance de la claudication ou de la démarche disgracieuse après le traitement, une telle importance qu'il
semble dire : le jeune F... boîte, donc il n'est pas guéri !
Faut-il lui faire l'injure de penser qu'il considère la claudication comme le signe essentiel de la luxation fémorale congénitale? Quelque soit le fond de sa pensée à cet égard, je
m'en référerai sur la plupart de ces points au remarquable
rapport de M. le professeur Gerdy ; je dirai seulement quelques mots sur la claudication, et c'est par là que je termi-
nerai cette discussion.

Considérée en elle-même, la claudication présente des
nuances sur lesquelles, à mon avis, les auteurs en général
n'ont pas assez insisté, et dont j'espère tirer pour le cas particulier des lumières précieuses. Les maladies des diverses
articulations du membre pelvien déterminent un genre de
boiterie particulier à peu près pour chacune d'elles. Celui
qui a un pied-bot ne boîte pas comme celui qui a une maladie du genou, et celui-ci comme tel autre qui a une
coxalgie : une luxation de la hanche avec raccourcissement
imprime à la démarche une allure différente de celle que
cause le simple raccourcissement, suite de fracture du fémur.
Je ne peux entrer ici à ce sujet dans de plus longs détails,

qui offriraient sans doute beaucoup d'intérêt, mais qui auraient l'inconvénient de m'éloigner de l'objet de la discussion ; je bornerai donc mes observations à ce qui concerne l'exarticulation fémorale congénitale qui, pour moi, est accompagnée d'une claudication particulière et dépendante de deux causes spéciales, savoir : le raccourcissement réel et apparent du membre luxé, et l'absence d'articulation supplémentaire.

Quand on observe, pendant qu'il marche, un sujet affecté, d'un seul côté, de luxation fémorale congénitale, on remarque que toutes les fois que le corps vient à s'appuyer sur le membre luxé, le tronc éprouve de ce côté une inclinaison dont l'étendue, la direction et la durée ne sont pas les mêmes pour chaque infirme. Tantôt cette inclinaison se fait moitié en avant et moitié latéralement, et elle cesse aussitôt que le pied repose complètement sur le sol ; son étendue alors est en rapport direct avec celle du raccourcissement ; et tantôt elle est purement latérale, et elle ne cesse pas aussitôt que le pied repose complètement sur le sol ; son étendue, plus considérable que dans le premier cas, ne paraît pas aussi bien déterminée ; elle est toujours proportionnellement plus forte que celle du raccourcissement. Dans le premier cas, on n'aperçoit dans l'inclinaison du corps qu'un seul temps ayant pour limite la pose entière du pied sur le sol ; dans le second cas, cette inclinaison en présente réellement deux, dont l'un est semblable en tout au précédent, et dont l'autre commence après l'application du pied sur le sol.

Pour apprécier plus exactement et plus intimément cette différence, il faut, pendant que les sujets luxés marchent, placer les mains sur les côtés du bassin, de manière à em brasser les deux hanches. Il n'est pas besoin de rappeler ce qui se passera du côté sain, tout le monde le sait de reste; parlons donc uniquement du côté luxé. Dans le premier cas, celui où l'inclinaison du corps ne présente qu'un seul temps, l'observateur ne remarquera aucune disjonction entre la partie supérieure du fémur et le côté correspondant du bassin; l'un et l'autre s'abaisseront ensemble et d'une manière égale, et le choc ressenti au grand trochanter au moment de la rencontre du pied avec le sol, paraîtra se transmettre directement au bassin. Dans le second cas, au contraire, la disjonction des deux os sera évidente; au moment où le choc du pied sur le sol se communiquera au grand trochanter, les muscles fessiers éprouveront un soulèvement notable, pendant que le côté correspondant du bassin s'affaissera. Ce double effet est très-sensible, il ne peut donner lieu à aucune équivoque. Si on cherche, par un examen plus approfondi, à découvrir la cause de cette différence, on arrive à cette conclusion que dans le premier cas le fémur est lié au bassin par sa partie supérieure, d'une manière assez intime, et que dans l'autre cas, il n'existe entre eux aucune liaison, qu'ils ne sont que juxta-posés. On sait, en effet, depuis les travaux de Palleta, de Dupuytren et de M. Sédillot, que, chez certains sujets, atteints de luxation fémorale congénitale, il se produit quelquefois spontanément une articulation supplémentaire; alors l'union du fémur avec le bassin est intime, et le relief osseux qui souvent entoure la tête fémorale, empêche celle-ci de chevaucher sur le bassin. Telle est la condition des sujets boiteux qui appartiennent au premier cas, c'est-à-dire à celui où l'inclinaison cesse aussitôt que le pied repose en plein sur le sol; chez eux la mesure de la claudication est entièrement

donnée par celle du raccourcissement du membre, comme
cela a lieu du reste, quand le raccourcissement est la suite
d'une fracture du fémur. Je ne veux pas dire que la démarche est la même dans ces deux espèces d'infirmité ; je reconnais, au contraire, qu'elle offre des différences qui tiennent,
entre autres causes, au degré de liberté de l'articulation ;
mais je veux constater que, dans l'une et l'autre circonstance,
le degré de raccourcissement du membre détermine celui de
l'inclinaison du corps ; ce qui est à mon sens parfaitement
exact.

Au contraire, le deuxième cas se présente quand il n'existe
pas de cavité supplémentaire, quand l'os fémoral n'est que
juxta-posé au bassin et qu'il n'y est attaché qu'au moyen de
la capsule articulaire et du ligament rond qui sont eux-mêmes
considérablement étendus (1). C'est à cette union imparfaite
et sans consistance qu'il faut attribuer les phénomènes qui se
révèlent à l'observateur, tels que l'inclinaison exclusivement
latérale et beaucoup plus étendue de la partie supérieure du
corps, et le soulèvement des muscles fessiers s'opérant simultanément avec l'affaissement du côté correspondant du bassin,
de telle sorte qu'on croirait presque que la tête fémorale et
le bassin marchent dans un sens contraire. Toutefois un peu
d'attention ne permet aucune illusion à cet égard. On peut,
en effet, très-aisément constater que, pendant la projection
du membre en avant, les deux os paraissent parfaitement
unis, et que leur désunion, opérée seulement après la pose
du pied sur le sol, est, d'un côté, la conséquence de l'affaissement du bassin, entraîné par le poids du corps jusqu'au

____

(1) Cruveilhier. *Atlas d'anatomie pathologique.* — 2ᵐᵉ liv.

point où la résistance de la capsule articulaire et l'extension forcée des muscles fessiers auront rétabli l'équilibre, et, d'un autre côté, la cause de cet excès d'inclinaison du tronc qui, pour moi, en constitue le deuxième temps.

Ainsi, tandis que la chute du corps du côté du raccourcissement se fait en un seul temps chez les sujets qui ont eu une fracture du fémur, ou chez ceux qui, atteints d'une luxation fémorale, sont pourvus d'une articulation supplémentaire, chez les sujets luxés dépourvus de cette articulation, cette chute ou inclinaison se fait, au contraire, en deux temps bien distincts, qu'on peut aisément constater par le procédé que j'ai indiqué, et qui même sont sensibles à l'œil, pendant la marche, principalement chez les femmes, à cause de la nature et de la disposition de leurs vêtements. Le second temps est surtout remarquable par le développement subit et inaccoutumé de la hanche et par l'étendue de l'inclinaison, dont on ne prévoit plus la fin, puisqu'elle continue bien que le pied soit posé en plein sur le sol ; on dirait, suivant l'expression de Pravaz, que la tête du fémur paraît s'enfoncer dans le flanc.

Quand la luxation est double, et qu'il n'existe d'aucun côté une articulation supplémentaire, la démarche du sujet présente un autre caractère, qui tient plus du balancement alternatif à droite et à gauche que de la claudication proprement dite, mais dans lequel on retrouve manifestement le soulèvement des muscles fessiers et l'inclinaison du flanc sur l'extrémité supérieure du fémur, arrivant l'un et l'autre après l'application entière du pied sur le sol.

Il n'est pas douteux que ces derniers phénomènes ne soient le résultat du chevauchement du bassin sur la tête du fémur, et ils établissent implicitement la preuve de la mobilité de la tête fémorale sur la face externe de l'ilium, fait signalé par Dupuytren et reconnu par un grand nombre de chirurgiens après lui, mais nié formellement par **M.** Bouvier (voyez le Journal *l'Expérience*, 15 avril 1838 et *Revue Médicale*, 30 septembre 1853). Cette opinion de M. Bouvier est sans doute fondée sur une cause d'erreur par laquelle il est très-facile de se laisser entraîner. Quand on exerce des tractions sur le membre pelvien, que le bassin soit ou non fixé, les malades résistent instinctivement à ces tractions par une contraction musculaire qui s'oppose avec assez de succès à la disjonction du bassin et du fémur pour faire croire à leur liaison intime ; mais si l'extension dure pendant quelque temps, ou si l'on occupe l'esprit du malade d'une manière quelconque, la contraction cesse, et l'on peut alors constater la mobilité du fémur sur le bassin. L'allongement des muscles, qui enveloppent et qui avoisinent l'articulation coxo-fémorale, sous l'influence d'une extension continue est encore une preuve irrécusable du même fait. Persuadé que ce glissement a bien réellement lieu, et confiant dans la validité des moyens à l'aide desquels il peut être constaté, et dont les plus certains viennent d'être exposés plus haut, je ne m'étendrai pas davantage sur ce sujet.

En signalant les caractères de la claudication chez les sujets luxés de naissance, j'ai été amené à faire connaître la part qui revient dans cette infirmité à l'absence d'articulation supplémentaire ; je vais maintenant parler du raccourcissement.

Dans les luxations fémorales congénitales il faut distinguer, dans la diminution de longueur du membre, un raccourcissement réel et un autre qui n'est qu'apparent. Dans toute luxation récente, au contraire, la diminution de longueur du membre provient uniquement de l'étendue du déplacement de l'os luxé, de sorte qu'en remettant celui-ci à sa place, on fait cesser tout à la fois et l'exarticulation et le raccourcissement, et que, si d'autres causes ne viennent pas s'y opposer, le sujet après sa guérison peut marcher sans claudication ; du moins celle-ci, si elle existe, n'aura pas pour cause le raccourcissement. Le membre, en effet, n'avait point éprouvé alors de perte de substance, et il n'était raccourci qu'en apparence et par suite du déplacement qu'il avait éprouvé. Mais, dans les luxations anciennes et spécialement dans celles qui sont congéniales, à cette cause de raccourcissement vient s'en adjoindre une autre qui prend sa source dans l'imperfection de nutrition à laquelle sont exposées toutes les parties dures ou molles qui ont accidentellement perdu leurs rapports anatomiques normaux. L'arrêt de développement, l'atrophie plus ou moins étendue d'un organe par cause de déplacement sont des faits qui, grâce aux inspections cadavériques, n'ont plus besoin de nouvelles preuves et qui ne sont contestés par personne, excepté par M. Bouvier, qui peut-être ne conteste pas le fait en général, mais qui semblerait en vouloir nier les conséquences, en ce qui touche les luxations congénitales du fémur. On sait pourtant, à n'en pas douter, que dans ces cas la tête du fémur est moins volumineuse que d'habitude, ou même qu'elle manque entièrement quelquefois ; que le col fémoral est plus court que dans l'état normal ; que son mode d'implantation sur le corps de l'os éprouve des modifications diverses, parmi lesquelles une des plus fréquentes est l'insertion suivant un angle presque droit, disposition qui donne à la tête de l'os une élévation relativement moindre, et au trochanter une proéminence plus grande que dans l'état normal.

En outre, l'os éprouve, dans sa totalité, un arrêt de développement qui le rend toujours plus court que celui du côté opposé. Dans ses conférences cliniques sur les difformités du système osseux, M. J. Guérin montrait comme exemple des altérations de forme, de dimension et de texture, le fémur d'une luxation congénitale qui était « de près de deux pouces moins long que celui du coté opposé : en outre « cet os était plus mince et son tissu était notablement graisseux. » Cet exemple, joint à beaucoup d'autres, range au nombre des faits démontrés l'arrêt de développement de l'os luxé : néanmoins M. Bouvier reproche aux auteurs spéciaux de n'avoir pas établi ce fait par une mensuration convenable, et il semble vouloir dire que c'est avec l'intention de prouver l'existence du raccourcissement par atrophie qu'ils ont mesuré les membres en prenant l'épine iliaque pour un des points de départ. Personne, que je sache, n'a commis une pareille bévue ; quand on a opéré de cette manière, c'était en vue du diagnostic de la luxation coxo-fémorale, et, dans ce cas, le raccourcissement noté avait toujours plusieurs centimètres d'étendue. Mais l'atrophie, dans les cas de luxations congénitales, ne produit pas habituellement des effets aussi considérables ; la différence de longueur entre les deux fémurs, mesurés des trochanters aux condyles externes, varie entre un et deux centimètres au plus.

Si l'on n'a pas indiqué ce dernier mode de mensuration ni ses résultats, c'est qu'en vérité personne, à l'exception de

M. Bouvier, n'ayant songé à nier le fait du raccourcissement par arrêt de développement, les auteurs n'ont pas attaché d'importance à la publication de ces détails. Ce n'était pas cependant une raison pour qu'ils s'abstînssent de les constater, car leur connaissance peut être souvent utile aux praticiens : et, en effet, je trouve dans des notes prises par moi avant de commencer le traitement d'une petite fille de trois ans et demi, qui nous a été envoyée par le docteur Lenoir de Paris, que chez elle le fémur du côté luxé a un centimètre de moins en longueur que celui du côté opposé (1). Chez un autre enfant, atteint de luxation spontanée à l'âge de huit ans, les deux fémurs ont une longueur égale, quoique la luxation ait déjà dix-huit mois d'existence.

Si je mets ce dernier fait en regard du précédent, c'est afin de faire mieux sentir la différence des effets qui résultent, quant à la longueur relative des fémurs, des luxations par arrêt de développement et de celles qui sont spontanées.

Enfin, l'arrêt de développement ne se borne pas au fémur, il atteint la totalité du membre, et il se manifeste encore dans le côté correspondant du bassin (2), et vu la situation et la force de l'ilium, ses effets sont assez sensibles sur cette dernière partie, pour que personne n'ait eu la pensée de les nier. Au contraire, ils ont fourni des armes à ceux qui repoussaient les tentatives de réduction. Il est assez curieux de voir, d'après cela, que par une contradiction flagrante on ait

(1) Le 12 Mars dernier, j'ai opéré la réduction de la luxation chez cette petite fille, que j'avais fait visiter préalablement par les honorables confrères qui ont examiné l'enfant de M. Passaquay. Quelques-uns d'entr'eux l'ont revue depuis l'opération, qui a eu jusqu'ici tout le succès désirable.

(2) Richard de Nancy. *Traité des maladies des enfants*, p. 228 et suivantes.

refusé de croire à l'atrophie du fémur, sur laquelle Pravaz s'appuyait pour expliquer la persistance d'un certain degré de claudication après la réduction. Etait-ce donc encore une négation de circonstance ?

Pour les luxations doubles, l'arrêt de développement, quoiqu'aussi constant et aussi prononcé que dans les luxations simples, n'a pas cependant des conséquences habituellement aussi fâcheuses que dans ce dernier cas. La raison en est facile à concevoir : quand la luxation congénitale existe des deux côtés, l'atrophie s'exerce d'une manière symétrique en quelque sorte, elle saisit simultanément les deux membres ; c'est pourquoi il ne s'établit pas alors entre ceux-ci une différence de longueur notable, et dont les conséquences soient aussi disgracieuses pour la démarche que cela se voit dans les luxations congénitales simples. C'est pour cette raison encore que, chez les sujets atteints de doubles luxations, le résultat du traitement institué par Pravaz, a été toujours beaucoup plus heureux que dans les cas de luxations simples. Cette observation ressort clairement de l'examen que j'ai fait de la pratique de cet habile praticien, et elle n'est point infirmée par le fait rapporté au § 11 des Observations, et qui n'est qu'une exception à la règle générale.

J'ai passé en revue les différentes causes de claudication chez les sujets affectés de luxation fémorale congénitale ; ai-je besoin maintenant d'insister de nouveau sur le même sujet pour signaler la cause de la persistance de la claudication chez beaucoup d'enfants traités par Pravaz? Ne résulte-t-il pas clairement de ce qui précède, que l'une de ces causes, l'atrophie, est au-dessus des ressources de l'art ? et Pravaz n'a-t-il pas reconnu lui-même qu'une légère claudication

était, même après le traitement institué par lui, le résultat
obligé de toute luxation congénitale du fémur ? Mais ce reste
de claudication, cette claudication à peine sensible, si ce
n'est dans les cas de fatigue extrême, pour ne pas sortir des
termes employés par mes correspondants, ne ressemblent en
rien à l'ancienne claudication. C'est le dire de tous ceux qui
ont pu l'apprécier ; c'est le résultat de l'impression générale
à cet égard que je rapporte ici. Pour moi, qui ai vu bon
nombre de ces enfants, je déclare que je n'ai remarqué chez
ceux qui ont conservé un peu de claudication, aucun des
caractères qui, d'après les considérations qui précèdent,
appartiendraient à l'exarticulation fémorale, et en seraient
les indices extérieurs, comme, par exemple, l'inclinaison
latérale du tronc, accompagnée à son second temps du développement subit de la hanche. Je remarque, au contraire,
que chez eux l'articulation ilio-fémorale jouit de la plus
grande liberté de mouvements, et que la cause de leur claudication réside toute entière dans l'atrophie du membre pelvien ; en effet, leur démarche ressemble en tous points à celle
des gens qui, ayant eu une fracture du fémur, en ont guéri
avec un léger raccourcissement. Il n'en est aucun chez qui cette
claudication ne puisse être empêchée par l'usage d'une forte
semelle qui balancerait l'effet du raccourcissement. Enfin, assez notable peu après le traitement, cette boiterie disparaît de
plus en plus avec le temps, comme le prouvent les faits que
j'ai cités ; ce qui démontre victorieusement 1° l'influence sur
elle de *la faiblesse des muscles*, de la laxité des ligaments,
de l'état imparfait de l'articulation, etc. ; 2° la nécessité, pour
bien juger du résultat du traitement, de revoir les sujets
longtemps après lui. On a pu remarquer que nous avons eu

cet avantage, ainsi que la plupart de nos honorables et savants confrères de Lyon.

Quant à la solidité et à la liberté de l'articulation restaurée, on pourrait dire créée par Pravaz, elles sont pleinement démontrées par l'agilité des sujets, par leur aptitude à la marche, à la course, au saut, etc.

Cela étant, il est de la dernière évidence que Pravaz a fait, pour ces pauvres infirmes, tout ce que l'art permettait de faire ; c'est-à-dire, que si la luxation congénitale n'avait pas pour conséquences habituelles de déterminer l'atrophie du membre luxé, et de changer la direction du col fémoral (Vrolik); que si ce fâcheux effet ne s'ajoutait pas aux autres caractères qui les distinguent des luxations traumatiques récentes, notre regrettable confrère, à l'aide des procédés ingénieux qu'il a créés, aurait obtenu une guérison tout aussi complète que celle qu'il est possible d'attendre dans les autres cas. Mais ici, ramener la tête du fémur dans le lieu anatomique du cotyle, agrandir celui-ci, ou même créer l'*acetabulum* de toutes pièces, ce n'est pas assez encore pour faire disparaître les désordres causés par cette grave infirmité, puisque l'arrêt de développement laisse toujours des traces indélébiles, que la restauration la plus parfaite de l'articulation, l'exercice et le temps ne peuvent complètement effacer.

Parce que l'art ne peut empêcher un reste de claudication de subsister après le traitement, ni faire que la démarche soit moins disgracieuse, ce n'est donc pas une raison de dire que la guérison n'est pas complète.

Cette proposition, détruite d'ailleurs par tout ce qui précède, ne serait pas plus juste que cette autre qui tend à

insinuer que , la claudication persistant , le traitement a été
sans bénéfice. Pour savoir à quoi s'en tenir à cet égard , il
ne faut que consulter les malades eux–mêmes et leurs fa-
milles. Chacun d'eux a conservé le souvenir de sa fâcheuse
infirmité passée , et il n'en est pas un qui ne bénisse le nom
de Pravaz , quand il compare le passé au présent , et quand
il reconnaît , qu'en fait de locomotion , il est redevenu , ou
à peu près , l'égal des autres hommes , lui qui leur était si
inférieur autrefois ! Quand on voit aujourd'hui marcher et
courir avec agilité ces mêmes êtres, qui autrefois ne pouvaient
faire un pas sans s'exposer à tomber, n'a–t–on pas la preuve
la plus saisissante de l'efficacité du traitement ?

Un dernier mot : M. Bouvier ne s'est pas contenté de dire
que les essais de réduction avaient été infructueux, il a ajouté
qu'ils n'étaient pas toujours sans danger ; et je sais qu'il a
déclaré quelque part qu'il avait été malheureux dans ses
tentatives de réduction. Ne pouvant donner ici les motifs
d'une opinion si différente de la mienne, je me borne à dire ,
pour la justification de celle-ci , d'accord avec les honorables
et habiles médecins qui ont , pendant plus de quinze ans ,
suivi avec intérêt les travaux et les cures de Pravaz , que la
méthode de réduction des luxations fémorales congénitales ,
inventée par ce savant et ingénieux confrère, n'est nullement
compromettante pour la santé des sujets qui y sont soumis, et
que ce ne pourrait être que gratuitement que , comme l'ont
fait MM. Bouvier et Robert, on la soupçonnerait de causer des
dangers. J'ajoute que tous les enfants traités par elle , sont
sortis des mains de Pravaz avec les signes irrécusables de la
meilleure santé , et que , si nous n'avions perdu la trace de
deux ou trois d'entre eux, nous pourrions , dès à présent ,

affirmer que tous sont maintenant pleins de vie et de santé. On voit, d'après cela, que nous sommes forcé de remettre indéfiniment encore l'exhibition de la preuve matérielle de la réduction, que nous désirons sans doute plus vivement que M. Bouvier lui-même.

Une dernière considération que je désire faire valoir encore en faveur de la méthode, et qui m'est inspirée en particulier par l'Observation treizième, que nous avons considérée comme un insuccès, est que, dans les cas de non-réussite, on ne peut pas même dire que les malades ont complètement perdu leur temps et leurs sacrifices, car l'enfant qui fait le sujet de cette observation, offrit aussi bien que les autres la preuve irré-cusable de la restauration de la constitution générale, et même en outre celle de l'amélioration de la marche, quand la guéri-son de l'infirmité n'est pas possible.

M. Bouvier nie, d'une manière formelle et absolue, la possibilité de guérir les luxations fémorales congénitales ; un seul fait de guérison authentique eût suffit pour mettre à néant sa constante opposition ; au lieu d'un j'en apporte 22, qui ont été régulièrement constatés par des praticiens habiles et éclairés, et dont le plus grand nombre a subi l'épreuve du temps. Ce contingent apportera-t-il la conviction dans l'es-prit de M. Bouvier ? Je le désire, sans l'espérer. Mais je ne doute pas, en vertu de ce qui précède, que son incrédulité cesse dès à présent de faire de nouveaux prosélytes.

Après avoir fourni des preuves de la curabilité des luxations fémorales congénitales, après avoir démontré le peu de fon-dement des assertions de M. Bouvier, sans doute il convien-drait de clore ce Mémoire par une exposition analytique et raisonnée de la méthode curative à laquelle on doit ces beaux résultats ; mais pour cela il aurait fallu donner à ce travail des proportions trop considérables et sortir du terrain sur lequel la discussion a été placée ; j'ai pensé qu'il serait mieux d'en faire le sujet d'une communication ultérieure, que je prendrai la liberté d'adresser également à la Société de Médecine de Paris.

Enfin, j'affirme en terminant que je n'ai apporté dans cette discussion aucun des sentiments qui passionnent les hommes : je n'avais pas à donner satisfaction à une vanité blessée ; je ne suis pas l'auteur de la méthode dont j'ai pris la défense, et l'intérêt qui me lie aujourd'hui à l'établissement de Pravaz n'a eu jusqu'ici qu'un caractère transitoire et sans grande importance. J'ai agi sous l'empire d'une conviction sincère et acquise par l'observation scrupuleuse des faits ; je me plais donc à croire qu'on ne me soupçonnera pas d'avoir été guidé par un mobile qui serait autre que l'amour de la vérité.

NOTE RELATIVE

A LA

CURABILITÉ DES LUXATIONS

CONGÉNITALES DU FÉMUR

Présentée à la Société impériale de médecine de Marseille, par

Le Dr SIRUS-PIRONDY

Chirurgien en chef à l'Hôtel-Dieu.

———

Messieurs,

S'il est difficile à l'homme haut placé dans la hiérarchie sociale de se faire *pardonner* sa position, il n'est pas plus aisé à l'homme de talent de faire *accepter* sa supériorité. La jalousie et l'envie, ces deux plaies du genre humain, s'attaquent d'ordinaire aux réputations les plus honorablement acquises ; et plus d'une fois il serait permis de mesurer la valeur d'un savant ou d'un homme de bien par le nombre ou la vivacité des attaques dirigées contre son talent ou sa vertu.

Un de nos honorables collègues vous disait, il y a peu de temps encore, quelles furent les tribulations de toute nature qui entourèrent la vie publique de l'illustre Orfila. Sa fin prématurée a sans doute désarmé la calomnie, et la figure de l'éloquent professeur apparaît aujourd'hui pure et radieuse, sans ombres qui l'offusquent. Mais, il faut l'avouer, c'est toujours un peu tard que l'on rend justice à qui de droit, lorsque ce retour de l'opinion publique égarée n'est amené que par la disparition de ceux qui furent victimes de la calomnie.

Aujourd'hui, Messieurs, j'ai à vous entretenir d'un praticien distingué, qui a occupé une position beaucoup plus modeste que celle du regrettable doyen de la Faculté de Paris, et dont les travaux ont cependant laissé traces dans la science.

Vous ne l'avez sans doute pas oublié, la tombe de l'honorable M. Pravaz était à peine fermée qu'un chirurgien de Lyon, d'ailleurs très-capable, voulut contester à celui qui ne pouvait plus lui répondre, la propriété de ses recherches sur les effets du Perchlorure de fer.

Et, d'un autre côté, il paraîtrait, Messieurs, que l'on a émis des doutes graves sur la *réalité* des heureux résultats obtenus par Pravaz dans le traitement des luxations spontanées et congénitales du fémur.

Nous n'avons pas heureusement à nous occuper de la question relative à l'emploi du perchlorure de fer ; M. Pravaz fils l'a suffisamment élucidée. Mais des considérations majeures dictées par les bons rapports qui ont existé entre l'honorable M. Pravaz et notre Société, nous obligent à examiner sérieusement la valeur de certains doutes que nous voulons croire dictés par la bonne foi.

De tout temps, Messieurs, on a reconnu la gravité des luxations congénitales du fémur. De tout temps le génie inventif des chirurgiens a cherché les moyens d'obvier à cette fâcheuse infirmité ; mais jusqu'à ces dernières années on avait plus souvent fait appel à la mécanique qu'à la physiologie pathologique, et les résultats obtenus, tout bien calculé, ne compensaient pas les sacrifices imposés par l'orthopédie pure.

Le docteur Pravaz que vous avez tous connu et apprécié, possédait, vous le savez, un talent pratique complexe qui lui permit, dès le début de sa carrière, de pouvoir allier les connaissances physiologiques et pathologiques les mieux acquises, à des notions de mécanique aussi exactes dans leur conception que prudentes dans leur application.

Placé à la tête d'établissements spéciaux, l'esprit investigateur de Pravaz s'attacha plus particulièrement aux infirmités les plus graves, et sa persévérance fut proportionnée aux difficultés qu'il avait à vaincre. Je n'ai sans doute pas besoin, Messieurs, de rappeler ici ses premiers travaux sur les luxations congénitales du fémur. Notre honorable collègue M. Th. Beullac fut, dans le temps, chargé d'un rapport qui doit être encore présent à votre esprit, comme tout ce qui sort de la plume de cet estimable confrère. Après avoir analysé les difficultés inhérentes à la maladie, et calculé les chances favorables de curabilité offertes par les procédés de Pravaz, M. Beullac exprima l'espoir que ces procédés seraient encore *perfectionnés par l'expérience*. Or, les prévisions de notre collègue se réalisèrent complétement, et dans un ouvrage spécial publié en 1847, Pravaz parvint à prouver que la curabilité de ces luxations était désormais un fait acquis à la science. Mais il n'est pas aisé d'avoir raison longtemps lorsqu'une critique, très-intelligente sans doute, mais pas suffisamment désintéressée peut-être, s'attache à démolir ce que d'autres ont péniblement édifié.

Il est donc arrivé que les faits publiés par Pravaz comme propres à fournir une preuve évidente de la curabilité des luxations congénitales du fémur ont été accusés d'inexactitude (et le mot est poli) par un médecin orthopédiste (homme très-distingué d'ailleurs), et qui paraît n'avoir eu de meilleure raison à donner à l'appui de ses attaques que celle-ci : « J'ai employé les procédés de M. Pravaz, j'ai échoué, donc ils sont mauvais, et par cela même ils doivent tout aussi bien avoir échoué entre les mains de l'auteur. » D'où il suit, et comme sous-entendu, que l'auteur s'est probablement trompé et peut avoir trompé les autres. A côté de cet argument principal il en est d'autres non moins concluants, tels, par exemple, qu'une prétendue enquête minutieuse à résultat négatif, entreprise à l'encontre de tous les faits publiés dans l'ouvrage de M. Pravaz. Il ne nous appartient pas, Messieurs, d'intervenir dans une lutte ou des intérêts privés peuvent être en jeu, au même titre que les intérêts de la science. Toutefois le regrettable M. Pravaz ayant appartenu à notre académie comme associé correspondant, et le même titre ayant été accordé à son honorable successeur, M. Gillebert d'Hercourt, nous ne pouvons refuser à la mémoire de l'un, et à la sollicitation de l'autre, d'émettre un avis sur cette importante question.

M. Gillebert d'Hercourt, avec une générosité et un élan de

cœur qui l'honorent, a ramassé le gant jeté à la mémoire de Pravaz, et dans un travail très-détaillé, adressé à la Société de Médecine de Paris (et dont la copie envoyée à notre Société a motivé cette note), il repousse vigoureusement, pièces en main, les objections émises par les adversaires de son prédécesseur, et arrive à cette conclusion finale, que la bonne foi de M. Pravaz était aussi inattaquable comme homme privé que comme savant.

Que si entre les assertions de M. Gillebert et les négations de ses adversaires, le doute pouvait trouver encore place ; voici une circonstance heureuse qui devrait éclairer notre religion.

Parmi les observations données comme succès complet par Pravaz, et interprétées comme insuccès par ses adversaires, il en est plusieurs dont les jeunes malades, qui en font le sujet, ont été visités *avant* et *après* la réduction par des médecins fort honorables, et dont l'attestation est consignée dans le Mémoire de M. Gillebert. Je citerai surtout le n° 16, où il s'agit d'une jeune fille atteinte de double luxation. Une déclaration, longuement motivée sur l'état de cette enfant, avant et après la réduction, a été signée par MM. Richard de Nancy, Diday, Desgranges, Barrier, Pointe, Bonnet, Rougier, Bouchacourt, de Polinière et Rater.

Or, l'affirmation d'hommes d'une pareille valeur scientifique et d'une honorabilité reconnue est assurément le plus puissant témoignage qui puisse être invoqué en faveur de la méthode Pravaz.

Que si cela ne pouvait pas suffire, nous avons parmi nous un autre témoin qui veut, lui aussi, déposer en faveur de la vérité : c'est l'illustre professeur dont la santé donne depuis si longtemps tant d'inquiétudes au monde savant , et qui a séjourné pendant l'hiver dernier (1852–1853) dans l'établissement même de M. Pravaz.

Voici deux faits qui se sont passés sous les yeux de M. Lallemand , et dont il a bien voulu nous rendre compte avec la précision et la loyauté scientifique qui le caractérisent.

PREMIÈRE OBSERVATION.

Une jeune fille , atteinte de luxation spontanée ancienne , se trouvait depuis six mois en traitement à l'établissement Pravaz , lorsqu'elle fut soumise à l'examen de M. Lallemand.

La machine à extension lente avait ramené la tête fémorale sur le bord de la cavité cotyloïde , et il semblait qu'un nouvel effort déterminerait la réduction. M. Pravaz ne voulut pourtant rien forcer , et procédant , selon son expression ordinaire par *étapes* , déclara à son savant confrère qu'il lui fallait encore six ou huit jours d'extension lente pour que la réduction pût s'opérer avec facilité et sans douleur. C'est en effet ce qui eut lieu , et M. Lallemand put suivre , jour par jour, les heureux effets du traitement consécutif par l'emploi modéré du char.

DEUXIÈME OBSERVATION.

‒ Une jeune savoyarde , âgée de neuf ans , et atteinte de coxalgie , est reçue à cette même époque à l'établissement de Lyon. Les douleurs locales sont atroces , il y a déjà un commencement de suppuration péri-articulaire , le déplacement est assez avancé, la luxation complète paraît imminente. Cette jeune malade est immédiatement soumise aux *bains d'air comprimé* ; et, sous leur influence, les douleurs sont instantanément amendées ; la luxation est arrêtée ; et, ce qui plus est , il y a absorption complète de l'épanchement qui s'était déjà formé autour de l'articulation. Inutile d'ajouter que , dans un assez court laps de temps , cette jeune malade s'est trouvée complètement guérie.

Ces deux observations fort remarquables , Messieurs , recueillies par un praticien célèbre , dont on ne peut récuser la compétence , et dont on ne saurait soupçonner la véracité, nous prouvent surabondamment la possibilité de réduire une luxation spontanée lorsqu'elle est déjà ancienne ; et comment on peut empêcher la production de cette grave difformité lorsque la coxalgie est fort avancée.

Si maintenant nous réunissons ces faits à ceux pour lesquels sont venus témoigner favorablement les chirurgiens les plus distingués de l'École de Lyon , nous serons forcés de conclure que la curabilité de la luxation congénitale ou spontanée du fémur *n'est plus impossible* , puisqu'elle a pu avoir lieu plusieurs fois.

Il resterait maintenant à décider une question de chiffres, à savoir : *combien de succès* ont été réellement obtenus par M. Pravaz. Mais nous n'avons pas à nous en préoccuper par la raison toute simple que si l'on nie absolument la *curabilité* de ces luxations, la négation portera tout aussi bien contre un que contre dix succès. Et, d'un autre côté, si nous avons vérifié authentiquement les observations de M. Pravaz pour trois succès bien positivement constatés, je ne comprends pas pourquoi on ferait injure à sa mémoire en mettant en doute les autres.

Du reste, Messieurs, dans l'enquête qui forme la base de l'intéressant Mémoire de M. Gillebert d'Hercourt soumis à notre examen, cet honorable confrère partage les malades, traités par son prédécesseur, en différentes catégories. Et après avoir éliminé les cas pour lesquels il n'a pas reçu de renseignements assez précis soit de la famille, soit des médecins auxquels il s'est adressé ; ceux dont il n'a pas même recherché la trace à cause de leur éloignement en France ou à l'étranger ; et un cas, enfin, où il y a eu dissidence, à Lyon, entre un confrère qui niait, et plusieurs autres qui affirmaient la réalité de la luxation, M. Gillebert d'Hercourt arrive à prouver que sur trente-deux observations tirées de la pratique de M. Pravaz, on constate vingt-deux succès complets.

Pour ma part, je ne me refuse pas à admettre ce chiffre, mais sous bénéfice toutefois des réserves suivantes : on peut ne pas être d'accord sur la manière dont s'opèrent les luxations intra-utérines ; on peut ne pas mieux s'entendre sur les causes de la luxation spontanée dans les coxalgies, il y aura toujours un point cependant sur lequel la plupart des chirurgiens , si ce n'est tous , seront obligés de se rencontrer : c'est sur les lésions des surfaces articulaires qui seront parfois plus prononcées dans la cavité cotyloïde ; d'autres fois sur la tête fémorale , dans quelques circonstances enfin , sur toutes les deux surfaces à un même degré.

Ces lésions , nous n'avons pas besoin de les mentionner, mais il est utile de rappeler que , si dans quelques cas la tête du fémur est en partie détruite , dans d'autres , beaucoup plus nombreux , la cavité cotyloïde est , sinon effacée , du moins oblitérée et réduite à un état glénoïdal.

Or, dans ces circonstances , il est évident pour nous que si la tête du fémur luxée peut être ramenée en face du cotyle , le temps seul pourra (par la production de nouveaux liens protecteurs) maintenir la réduction. Mais , en attendant que cette nouvelle articulation se consolide, la luxation pourra se reproduire ; et c'est ce qui est parfois arrivé , sans qu'on ait pour cela le droit d'accuser l'habileté du chirurgien , ni l'efficacité des méthodes curatives employées.

Il est, d'ailleurs, bien évident qu'une seconde réduction sera plus facile que la première , n'ayant plus à rompre les liens d'une fausse articulation.

D'un autre côté , il faudra aussi admettre que certaines luxations congénitales ou spontanées , par la nature même des lésions , tantôt signalées , seront réfractaires à toute méthode curative , quelle que soit l'efficacité du traitement , et en dépit de l'habileté du chirurgien.

Ce serait réellement exiger l'impossible en médecine , comme ailleurs , que de chercher un *modus faciendi* qui réussirait *toujours* et *quand même*.

En résumé , Messieurs , invités par un de nos honorables

correspondants à donner notre avis sur le conflit scientifique qui s'est élevé entre les partisans de la méthode Pravaz et ses adversaires, après avoir mûrement réfléchi à cette importante question, et après avoir pris, d'ailleurs, connaissance du Mémoire de M. Gillebert d'Hercourt *et religieusement recueilli les opinions émises à ce sujet par un de nos maîtres vénérés, M. Lallemand*, nous croyons pouvoir soumettre à l'adoption de la Société Impériale de Médecine les conclusions suivantes :

1º La curabilité des luxations congénitales et spontanées du fémur nous paraît aujourd'hui *possible*, quoique la science n'ait pas encore dit à cet égard son dernier mot ;

2º De toutes les méthodes curatives connues jusqu'à ce jour, *celle de M. le docteur Pravaz*, consistant en l'emploi de moyens généraux et locaux, parmi lesquels nous remarquons les tractions lentes, la réduction graduée par étapes, l'exercice modéré du char, et les bains d'air comprimé, *a fourni les plus heureux résultats ;*

3º La Société vote des remercîments à M. Gillebert d'Hercourt pour le travail remarquable qu'il a bien voulu lui adresser, et ordonne qu'il soit honorablement déposé dans les archives.

P. S. Après une discussion approfondie qui n'a pas duré moins de trois séances, la Société Impériale de Médecine de Marseille a adopté les conclusions qui précèdent à *l'unanimité.*

Marseille, 15 avril 1854.

www.ingramcontent.com/pod-product-compliance
Ingram Content Group UK Ltd.
Pitfield, Milton Keynes, MK11 3LW, UK
UKHW022352070726
13614UKWH00003B/1176